Alongamento e postura

CIP-BRASIL. CATALOGAÇÃO NA PUBLICAÇÃO
SINDICATO NACIONAL DOS EDITORES DE LIVROS, RJ

R368a
    Ribeiro, Christina
        Alongamento e postura : um guia prático / Christina Ribeiro , Victor Liggieri. – São Paulo : Summus, 2016.
        160 p. : il.

        Inclui bibliografia
        ISBN 978-85-323-1048-4

        1. Postura humana – Manuais, guias, etc. 2. Distúrbios da postura. 3. Fisioterapia. I. Liggieri, Victor. II. Título.

16-29571   CDD: 613.78
                                                                               CDU: 613.73

www.summus.com.br

Compre em lugar de fotocopiar.
Cada real que você dá por um livro recompensa seus autores
e os convida a produzir mais sobre o tema;
incentiva seus editores a encomendar, traduzir e publicar
outras obras sobre o assunto;
e paga aos livreiros por estocar e levar até você livros
para a sua informação e o seu entretenimento.
Cada real que você dá pela fotocópia não autorizada de um livro
financia o crime
e ajuda a matar a produção intelectual de seu país.

Alongamento e postura

Um guia prático

Christina Ribeiro

Victor Liggieri

summus editorial

ALONGAMENTO E POSTURA
Um guia prático

Copyright © 2016 by Christina Ribeiro e Victor Liggieri
Direitos desta edição reservados por Summus Editorial

Editora executiva: **Soraia Bini Cury**
Assistente editorial: **Michelle Neris**
Capa e fotografias: **Lucia Loeb**
Ilustrações anatômicas: **Caroline Falcetti**
Revisão de pesquisas científicas: **Mariana Rhein Felippe**
Projeto gráfico: **Pólen Editorial**
Diagramação: **Santana**
Impressão: **Sumago Gráfica Editorial**

Este livro não pretende substituir qualquer tratamento médico.
Quando houver necessidade,
procure a orientação de um profissional especializado.

Summus Editorial
Departamento editorial
Rua Itapicuru, 613 – 7º andar
05006-000 – São Paulo – SP
Fone: (11) 3872-3322
Fax: (11) 3872-7476
http://www.summus.com.br
e-mail: summus@summus.com.br

Atendimento ao consumidor
Summus Editorial
Fone: (11) 3865-9890

Vendas por atacado
Fone: (11) 3873-8638
Fax: (11) 3872-7476
e-mail: vendas@summus.com.br

Impresso no Brasil

Aos meus queridos pais, Eli e Luiz Otávio, e padrinhos, Benedita e Fernando, pelo amor e carinho de uma vida inteira.

À turma do barulho que amo muito: André, Guilhermina, Bruna, Sophia, Carolina (Cacá) e Giovanna.

Ao mestre e parceiro profissional André Trindade pela amizade, pelo incentivo e pelos ensinamentos de tantos anos.

À dra. Lin Tchia Yeng, pela colaboração incomensurável, por meio de suas pesquisas e trabalho, nas áreas de educação corporal, tratamento e reabilitação.

Ao dr. Malcon Botteon, pelos preciosos ensinamentos e incentivos constantes.

Em especial, à minha afilhada, dra. Carolina, que em breve revisará os meus trabalhos.

Christina Ribeiro

A Deus, por me guiar e mostrar sempre o caminho.

Aos meus pais, Orfeu e Sonia Liggieri.

A todos os meus pacientes e alunos.

Victor Liggieri

▶ **Sumário**

Prefácio 8

Parte I
Alongamento e postura 10

Alongamento, consciência e postura 11

Brevíssima história do alongamento 13

Efeitos e benefícios do alongamento 14

Alongamento e postura:
integração corpo e mente 16

Alongamento consciente 20

Os alinhamentos posturais 21

Outras considerações 28

Parte II
Orientações posturais 30

Alongamentos gerais 31

Atividade laboral 47

Alongamento dos glúteos e
do piriforme (região glútea) 51

Corrida 58

Dança 74

Musculação 85

Ioga 99

Parte III
Públicos específicos 108

Crianças 109

Idosos 128

Portadores de hipermobilidade
articular 142

Referências 155

▶ Prefácio

A aprendizagem motora não é apenas um processo em que ocorre melhora de desempenho de um ato particular, mas também a forma como o indivíduo adquire conhecimento consciente e inconsciente sobre o ambiente, determinando seu comportamento. O esquema corporal, ou seja, a imagem que fazemos de nós mesmos, é inato e condicionado geneticamente, mas bastante dinâmico. Pode ser alterado pelo sedentarismo ou por doenças e ser aperfeiçoado e modelado para corrigir distorções que ocorrem ao longo da vida – sobretudo quando a saúde está comprometida, o indivíduo está descondicionado, suas habilidades precisam ser aperfeiçoadas ou ele necessita adaptar-se ao meio em que vive.

A experiência perceptiva do mundo origina-se em informações advindas do ambiente. As informações sensitivas oriundas dos tecidos, tanto do aparelho locomotor como da pele e das vísceras, assim como dos sistemas visual e acústico, são essenciais para a manutenção do esquema corporal. A representação das partes do corpo e, consequentemente, do desempenho que apresentamos, adquirimos ou perdemos ao longo da vida depende da oferta de estímulos sensitivos para o sistema nervoso somatossensitivo. Há várias linhas de investigação sobre o processamento de tais estímulos para a manutenção, modificação e adaptação dos indivíduos à execução de movimentos automáticos e intencionais.

O comportamento motor e a aprendizagem motora são em parte remapeados por mecanismos inconscientes, mas também modelados e aperfeiçoados por estímulos ambientais e pelo treinamento. Nesta obra, os autores apresentam de modo claro e abrangente a forma pela qual o sistema motor organiza as representações do espaço físico. Oferecem, ainda, considerações teóricas e evidências experimentais sobre a capacidade do sistema nervoso de criar novos padrões de coordenação coerentes com a interação entre o corpo e o espaço extrapessoal. Além disso, explicam o significado da consciência corporal e de sua adaptação às novas dinâmicas e resumem os estudos mais recentes sobre o aperfeiçoamento da representação dos segmentos corpóreos no esquema corporal – algoritmos de aprendizagem que, combinados com o aprendizado humano, podem facilitar o controle do movimento, proteger o organismo e auxiliar no tratamento das anormalidades dos movimentos, do equilíbrio e da dor. Todas essas questões são tratadas no contexto do comportamento motor e da aprendizagem motora, por meio da observação de como as pessoas modificam seus gestos. Recomendo a leitura deste livro a todos aqueles que desejam compreender melhor o funcionamento motor e melhorar o próprio desempenho ou o de seus alunos ou pacientes.

Manoel Jacobsen Teixeira
Supervisor do Centro de Dor do Hospital das Clínicas da
Faculdade de Medicina da Universidade de São Paulo (HC-FMUSP) e
da Liga de Dor e Cefaleia do Centro Acadêmico Oswaldo Cruz da FMUSP
Professor titular de Neurocirurgia da FMUSP

PARTE I
Alongamento e postura

Alongamento, consciência e postura

"A consciência rejuvenesce tudo.
Dá aos atos mais familiares um valor de começo."
GASTON BACHELARD, *A poética do espaço*

A prática do alongamento é um hábito antigo. Relatos históricos afirmam que os exercícios de alongamento eram praticados por iogues há 10 mil anos para melhorar a flexibilidade e estabelecer uma possível conexão com a espiritualidade.

Atualmente disseminado em vários países e diferentes culturas, o exercício de alongamento tornou-se rotina para a maioria da população fisicamente ativa, seja por indicação médica ou como forma de preparação física e relaxamento muscular.

> **Um dos cuidados fundamentais durante a realização dos exercícios de alongamento – independentemente da técnica utilizada – é a postura na qual são realizados.**

Os exercícios de alongamento ganharam espaço e são executados em diferentes situações: antes ou depois de uma atividade aeróbica ou de uma aula na academia; durante a prática de trabalhos corporais específicos, como dança, ioga, atividades circenses e teatro; ou ainda na prevenção e na reabilitação de lesões do aparelho locomotor.

Vários são os métodos de alongamento, não havendo evidências científicas que comprovem a supremacia de um sobre outro. Acreditamos que a escolha e a seleção das técnicas devam definir-se de acordo com o objetivo pretendido com tal prática.

Posturas inadequadas com frequência geram lesões nas estruturas que compõem o sistema musculoesquelético, como músculos, ligamentos, cápsulas, ossos e articulações. Nesses casos, o alongamento, que deveria gerar bem-estar e saúde, torna-se um risco.

Vejamos o exemplo a seguir:

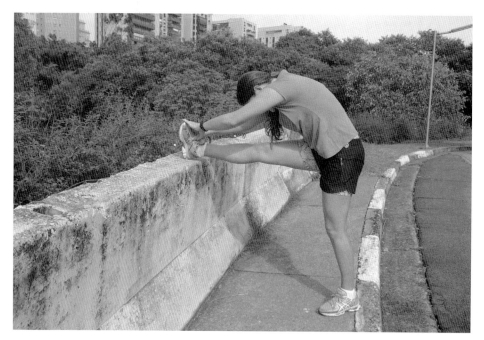

FIGURA 1

Quantas pessoas alongam-se nessa postura inadequada, que oferece sérios riscos de lesão à coluna vertebral?

Porém, não é o caso de contraindicar o exercício ou substituí-lo por outro. Trata-se apenas de adaptá-lo a uma postura correta. É o que faremos neste livro.

O alinhamento corporal e a boa postura durante os exercícios de alongamento são fundamentais para maximizar e potencializar seu efeito, assim como para prevenir possíveis danos e lesões.

Nos capítulos que se seguem, daremos informações claras e precisas de como realizar com segurança os ajustes posturais necessários para a prática saudável do alongamento, contemplando profissionais e público geral.

Em séries didáticas de imagens, o leitor receberá orientações sobre as correções posturais nos alongamentos comumente encontrados na vida diária, nas academias, na prática da corrida, da dança, da ioga e dos exercícios laborais. O livro oferece ainda orientações específicas para idosos, crianças e indivíduos com hipermobilidade articular.

É preciso deixar claro que os exercícios apresentados não são de nossa autoria; trata-se de uma seleção de exercícios praticados usualmente nas diferentes técnicas e modalidades de atividades físicas e esportivas existentes.

▶ Brevíssima história do alongamento

A prática do alongamento é disseminada em diferentes culturas e países do mundo todo. Como vimos, relatos históricos do alongamento praticado por iogues datam de 10 mil anos.

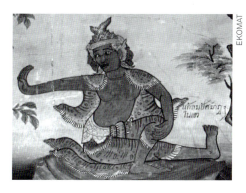

FIGURA 2

Já as artes marciais surgiram há cerca de 5 mil anos, fazendo o alongamento parte da preparação para os movimentos de luta.

Por volta de 500 a.C., na Grécia, foi criado o conceito de ginástica, e o alongamento também fazia parte dessa nova forma de trabalhar o corpo. Aliás, os antigos gregos e romanos também utilizavam técnicas de alongamento para manter os soldados em boa forma nas batalhas. Por sua vez, os atletas olímpicos gregos realizavam alongamentos rotineiramente, como fica evidente em pinturas, cerâmicas e mosaicos da época.

Na contemporaneidade, o desenvolvimento de técnicas de alongamento ocorreu durante e após a oficialização e o reconhecimento da profissão de fisioterapeuta na Suécia, em 1887, transformando em objeto de estudo na tentativa de minimizar as consequências de lesões do aparelho musculoesquelético.

O alongamento tornou-se prioritário nos trabalhos de recuperação de vítimas da Primeira e da Segunda Guerras Mundiais, ganhando destaque entre técnicas corporais específicas desenvolvidas na Europa, que visavam, além da melhora da aptidão física, ao reequilíbrio físico, energético e mental do indivíduo.

Essas técnicas – ginástica holística, eutonia, método Mézières, Feldenkrais, Pilates etc. – surgiram entre o início e o meio do século XIX e tiveram grande influência na forma como o alongamento é praticado ainda hoje em centros de educação e reabilitação do corpo.

Ligado não somente à saúde, mas também à estética, na década de 1970 o alongamento ganhou popularidade nas academias e nos exercícios ao estilo "Jane Fonda".

Hoje, é frequentemente prescrito por médicos com o objetivo de prevenir lesões e diminuir a dor, sendo considerado imprescindível nos trabalhos de condicionamento físico.

Nas áreas da ortopedia, reumatologia, fisiatria e neurologia, indica-se o alongamento a indivíduos submetidos a cirurgias do aparelho locomotor, a fim de evitar a síndrome do imobilismo, minimizando os prejuízos físicos e sociais ocasionados por essas situações. Tais prescrições baseiam-se também na necessidade do indivíduo de retomar sua rotina de atividades o mais breve possível.

▶ Efeitos e benefícios do alongamento

Alongar ou não alongar? Pauta de inúmeras reportagens e tema de infindáveis discussões, a prática do alongamento tem sido questionada por leigos e profissionais. Não temos dúvidas: o alongamento é essencial à saúde do nosso corpo.

Do alongamento muscular dependem a flexibilidade e a boa amplitude de movimento articular (ADM). Antes de prosseguirmos, vamos diferenciar "flexibilidade" de "alongamento muscular", termos por vezes confundidos.

Enquanto a flexibilidade está relacionada a uma aptidão física caracterizada pela máxima amplitude de movimento nas articulações, o alongamento é classificado como o meio, a técnica utilizada para desenvolver essa capacidade.

A flexibilidade depende de diversos fatores, entre eles, o componente genético. Não raro observamos membros da mesma família com características de flexibilidade parecidas, sejam hipoflexíveis (com pouca flexibilidade) ou hiperflexíveis (com flexibilidade exagerada). Outros elementos determinantes na aquisição da flexibilidade ao longo da vida são o aprendizado motor, o gênero, a idade, os fatores psíquicos e a influência do ambiente na conquista e na manutenção da destreza de cada indivíduo.

A flexibilidade não está associada somente à elasticidade dos músculos. Cerca de 47% dela relaciona-se à elasticidade da cápsula articular (estrutura que envolve a articulação); 41%, aos músculos e suas fáscias (tecido conjuntivo); 10%, à resistência dos tendões; e 2%, à pele. Os resultados do alongamento de todas essas estruturas favorecem o ganho de amplitude em uma articulação. Quando a articulação ganha amplitude, melhora-se a flexibilidade.

Já a falta de flexibilidade resulta em padrões de movimento inadequados e na alteração da postura corporal; com o tempo, causa sobrecargas, inflamação e dor, podendo inclusive alterar a própria anatomia. A prática regular do alongamento é fundamental, mas se realizada numa postura incorreta agravará esse quadro.

Nos músculos bem alongados há equilíbrio entre tensão e comprimento, o que favorece o posicionamento harmonioso das articulações, facilitando a conquista da boa postura. Numa ação recíproca, a boa postura favorece o equilíbrio entre tensão e comprimento muscular.

Normalmente, nos músculos rígidos o metabolismo é menos eficiente, devido ao aumento da pressão intramuscular e à diminuição da circulação. Na presença de tensão muscular e dor, substâncias tóxicas se acumulam entre os tecidos.

É nesse âmbito químico que podem ocorrer a fadiga e a fraqueza muscular, predispondo o indivíduo a contraturas e espasmos.

Com o aumento do fluxo sanguíneo durante o alongamento, essas substâncias são eliminadas, promovendo uma "limpeza" do tecido local e favorecendo a melhor utilização da energia muscular (ATP). Além disso, a prática do alongamento, assim como outros exercícios físicos, é responsável pela liberação de neurotransmissores, entre eles a serotonina. Os benefícios dessa substância para a saúde e o bem-estar – como a sensação de alegria e prazer – estão amplamente difundidos. A título de curiosidade, um estudo recente (Bay *et al.*, 2013) relatou melhora na satisfação sexual em indivíduos que iniciaram um programa de alongamento muscular geral.

Por sua vez, a presença de condições dolorosas crônicas está diretamente relacionada aos baixos níveis dessas e de outras substâncias, dispondo o indivíduo à sensibilização do sistema nervoso central e contribuindo para o aparecimento

> **Fisiologicamente, os músculos alongados apresentam melhor circulação sanguínea local, o que facilita o transporte de substâncias químicas e nutrientes que melhoram o funcionamento do sistema musculoesquelético.**

da síndrome dolorosa miofascial, da fibromialgia e de dores generalizadas no corpo. O alongamento muscular faz parte do tratamento dessas e de outras condições dolorosas.

Uma das questões comumente discutidas quanto às restrições à prática do alongamento é que essa atividade diminui o desempenho quando realizada antes de atividades que solicitam força e potência muscular. Uma revisão de diversos estudos do *Jornal Escandinavo de Medicina e Ciências do Esporte* de 2013 demonstrou a importância de evitar o alongamento antes da atividade física, especialmente por tempo prolongado (mais que 45 segundos na mesma posição).

É preciso lembrar que a diminuição de força referida como resultante do exercício de alongamento é temporária.

Portanto, deve-se levar em conta o momento da realização do alongamento, e não excluí-lo, como observamos com frequência na prática de treinamento. Antes das atividades que solicitam força ou potência muscular, os exercícios adequados são de aquecimento muscular.

Muitos profissionais não consideram que a força muscular também depende do comprimento do músculo. Músculos rígidos são, quase sempre, músculos fracos. Por sua vez, o alongamento em excesso pode desalinhar a biomecânica normal do complexo musculoarticular, favorecendo lesões em ligamentos, cartilagens e músculos e tornando as articulações instáveis.

Em condições normais, o alongamento muscular favorece a boa postura, melhora o controle motor e promove a consciência corporal.

▶ Alongamento e postura: integração corpo e mente

O que é uma boa postura? Como se define o alinhamento correto do corpo? O alongamento interfere na postura?

Todas essas questões têm sido discutidas na atualidade. Durante as décadas de 1980 e 1990, expandiram--se os horizontes e os olhares sobre o conceito de boa postura. O advento

de técnicas trazidas principalmente da Europa facilitou a compreensão e o avanço dos estudos no Brasil e revolucionou o trabalho e o mercado da fisioterapia e da educação física em centros de reabilitação, clínicas especializadas e academias. Observamos um grande empenho dos profissionais dessas áreas em compreender melhor o que é uma boa postura com o objetivo de promover a consciência do corpo e a prevenção de lesões.

Porém, para que isso se torne de fato realidade, é preciso que ocorra uma mudança de paradigma. A cisão entre corpo e mente difundida pelo filósofo Descartes parece não encontrar lugar nos avançados estudos da atualidade. Ao contrário, a integração entre essas estruturas é fundamental para aqueles que realmente desejam conhecer o funcionamento do corpo.

Postura pode ser definida como a distribuição das massas corporais no espaço, resultado da integração de vários sistemas regidos pelo cérebro. Essa distribuição de massa pode ocorrer de forma harmoniosa, envolvendo uma quantidade mínima de esforço e sobrecarga e levando ao que denominamos "boa postura".

Segundo a renomada fisioterapeuta belga Godelieve Denys-Struyf (1995), a postura ideal é "o equilíbrio entre as estruturas de suporte envolvendo uma quantidade mínima de esforço e sobrecarga com uma máxima eficiência do corpo".

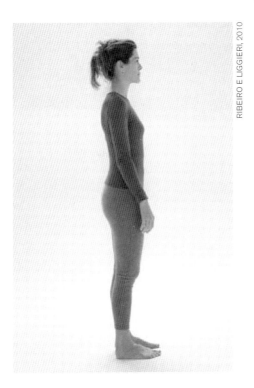
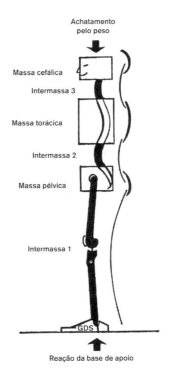

FIGURAS 3A E 3B – **A boa postura.**

O alinhamento da massa corporal e das articulações é uma das características fundamentais para adquirir uma boa postura. Porém, manter tal alinhamento nem sempre é tarefa fácil, pois parte da sustentação postural é realizada de forma constante por vias reflexas, independentemente de nosso controle voluntário.

Diversos são os fatores que influenciam e configuram a postura. Como vimos, esta resulta da integração de vários sistemas regidos pelo cérebro. O movimento nasce da interação entre esses sistemas, sendo planejado pelo cérebro, mas na maioria das vezes não tomamos conhecimento dessa interação.

O fato é que, do simples ato de ficar em pé à elaboração de movimentos complexos, tudo é integrado no cérebro por meio de conexões com a emoção, a percepção e a motivação. Com a postura não é diferente!

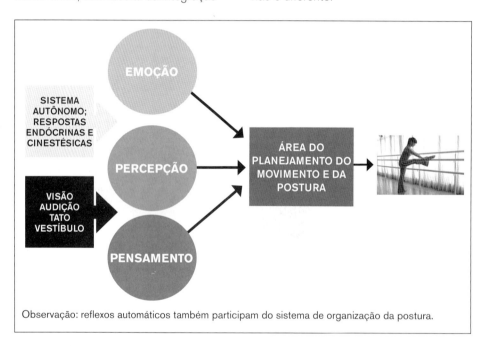

FIGURA 4 – Áreas cerebrais de integração entre postura e movimento.

Emoções, pensamentos e percepções provocam reações musculares, modificando posturas e gestos. Dessa forma, o trabalho corporal está diretamente relacionado com o corpo e com a mente. Assim surge o caráter expressivo e singular da postura, o que nos impossibilita de considerá-la algo moldado, rígido e fixo. A fixação do padrão postural pode levar a futuros distúrbios corporais e psíquicos.

Em certas culturas, a forma rígida de andar, de sentar e de ficar em pé está ligada ao conceito de "comportamento adequado" às regras culturais e sociais, e não necessariamente à preocupação com a saúde e a singularidade dos indivíduos.

Desse modo, a imagem de uma boa postura corporal ainda está associada à capacidade de sustentação da coluna vertebral numa posição ereta e estática. Porém, quando nos mantemos assim por um longo período, exercemos sobre as articulações um excesso de pressão sempre nos mesmos pontos. A postura estática não é natural ao ser humano. Nossa estrutura corporal e os sistemas que regem nosso organismo foram projetados para realizar variações de posicionamento no intuito de evitar a fixação de determinado padrão de postura – variações essas fundamentais para a adaptação do corpo.

Isso nos remete ao antigo conto chinês do carvalho e do bambu, que, diante das adversidades do ambiente – como chuva e vento forte –, comportam-se de maneira completamente diversa. Rígido, fixo e aparentemente mais forte, o carvalho logo se quebra, enquanto o bambu, de aparência frágil porém flexível, adapta-se às condições adversas e mantém-se vivo.

Todos os fatores que constroem o conceito moderno de postura corporal podem ser modificados – positiva ou negativamente – pela percepção, pelos pensamentos, pela emoção e por qualquer tipo de atividade física, incluindo o alongamento. De forma complementar, ações, atitudes, e posicionamentos corporais geram informações percebidas pelo cérebro, modificando a experiência perceptiva, emocional e cognitiva de cada um. Não há harmonia da mente sem a contribuição do corpo, e vice-versa.

Alongamento consciente

Alongar-se numa postura adequada não apenas protege as articulações, minimizando os efeitos deletérios do estresse mecânico, como potencializa o alongamento das fibras musculares, intensificando a resposta muscular do indivíduo.

Além da postura, a intensidade do alongamento também requer atenção. Diversas pessoas praticam exercícios de alongamento forçando suas articulações acima do limite natural e se expondo ao risco de lesões. A flexibilidade deve estar a serviço da necessidade individual para os movimentos diários, esportivos e de lazer. Um bailarino certamente precisará de maior amplitude de movimentos articulares que um escritor. É fundamental questionarmos a necessidade real de cada um e, com base nisso, definir um programa de alongamento personalizado.

O controle da contração e do relaxamento dos músculos é coordenado pelo sistema nervoso central, por meio de uma rede complexa de sensores (receptores) localizados nos músculos e tendões. Esses sensores equilibram a intensidade de contração e de relaxamento dos músculos e constantemente informam ao cérebro a posição dos membros no espaço, entrando em ação quando há uma mudança no estado de comprimento e tensão dos músculos.

Por exemplo: quando colocamos a perna em determinada posição para realizar um alongamento, automaticamente os sensores mandam informações ao cérebro, que reage aumentando a contração em caso de estiramento ou relaxando em caso de maior tensão, buscando assim um equilíbrio.

Em condições normais, após os primeiros instantes de alongamento (cerca de 20 segundos), há uma desativação desses sensores (receptores) e verifica-se um relaxamento do músculo que está sendo trabalhado. Quando isso acontece, temos a impressão de que o músculo está ganhando comprimento, mas se trata apenas da adaptação desses sensores ao estímulo do alongamento a fim de evitar o desconforto e a dor. Tal adaptação também depende de fatores emocionais que interferem de modo direto no estado de tensão muscular. Nessas circunstâncias, a respiração é fundamental para o relaxamento durante o exercício. A massagem local também pode ser útil.

Essa adaptação do sistema nervoso promove um ganho real na amplitude de movimento, mas ele é temporário, podendo durar de 60 a 90 minutos. Porém, um efeito mais duradouro pode ocorrer modificando-se o comprimento do músculo. Estudos atuais demonstram o aumento da síntese de proteínas e do número de células musculares em série do músculo que está sendo alongado. Ele se deforma em torno de 10% do seu tamanho normal depois de pelo menos seis semanas de estímulo, enquanto em outros tecidos, como o tendão e os ligamentos, essa capacidade gira em torno de 3% a 4%. Tais mudanças das propriedades viscoelásticas dependem de vários fatores individuais e biológicos.

É preciso cuidado durante a execução do alongamento porque nem sempre é o encurtamento muscular o responsável pela restrição da amplitude do movimento. Por vezes, outras estruturas e a própria amplitude fisiológica do movimento articular são os fatores limitantes e, ao insistirmos em forçar o alongamento, acabamos por lesionar também essas estruturas.

A seguir, apresentaremos as orientações que servirão de base para o posicionamento e o alinhamento adequados na execução de todos os exercícios. Nem todos conseguem realizar as posturas indicadas no alinhamento ideal, mas o importante é saber que com uma pequena mudança já é possível preservar músculos e articulações de sobrecargas e lesões – e que o ganho do alongamento muscular, somado à busca de um novo alinhamento, aos poucos facilitará a conquista de uma nova postura.

▶ Os alinhamentos posturais

O corpo humano é um volume tridimensional. Os alinhamentos posturais podem ser observados e organizados a partir de três planos no espaço: mediossagital, transversal e frontal.

FIGURA 5

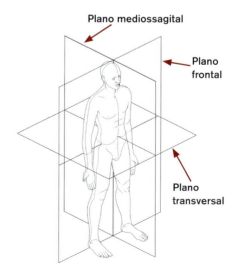

Plano mediossagital

Apresentaremos o plano sagital simultaneamente ao conceito de linha mediana (central), que passa pelo centro da testa, do nariz, do osso esterno, do umbigo e do púbis (articulação que une os ossos da pelve), prolongando-a até o chão.

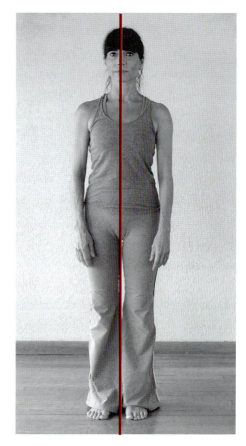

FIGURA 7 – **Linha mediana.**

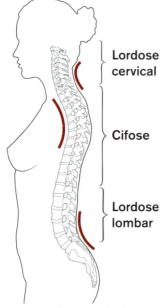

FIGURA 6 – **Coluna vertebral – plano sagital.**

O plano sagital é uma linha imaginária que divide o corpo em duas metades simétricas, direita e esquerda. Nesse plano, visualizamos alguns dos alinhamentos da coluna vertebral, dos joelhos e da pelve aos quais nos referiremos na descrição dos exercícios.

É no plano sagital que podemos observar as curvas da coluna vertebral.

Os alinhamentos corporais no plano sagital são vistos de perfil. Os movimentos que ocorrem nesse plano são de flexão e de extensão. Vejamos na imagem a seguir o alinhamento e possíveis alterações das curvas da coluna vertebral (lordose lombar, cifose torácica e lordose cervical), dos joelhos (em postura neutra, em hiperextensão e em flexão) e da pelve (em postura neutra, em anteversão e em retroversão).

Na Figura 8A, a coluna vertebral encontra-se alinhada, respeitando as curvas fisiológicas em postura de descompressão; a pelve está em posição ideal (ou neutra, ou seja, levemente anteriorizada) e os joelhos estão com o grau de extensão adequado.

Na Figura 8B, a coluna apresenta aumento da lordose lombar, a pelve está em anteversão (inclinação anterior) e os joelhos, em hiperextensão.

Na Figura 8C, a coluna apresenta alterações em suas três curvaturas (retificação lombar, aumento da cifose torácica e da lordose cervical), a pelve está posicionada em retroversão (inclinação posterior) e os joelhos, em flexão.

É preciso cuidado com o aumento das cargas compressivas originadas de posturas e movimentos inadequados. Por outro lado, existem posturas que, geradas pela ação de forças musculares opostas, descomprimem as articulações e aliviam essas sobrecargas, como vemos nas Figuras 9A e 9C.

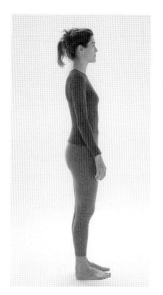 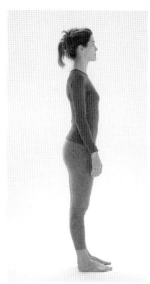 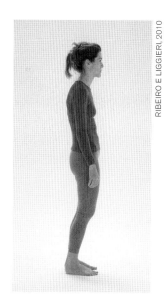

FIGURAS 8A, 8B E 8C – **Alinhamento no plano sagital.**

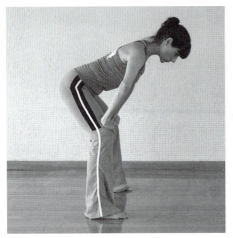

FIGURA 9A – **Postura em descompressão.**

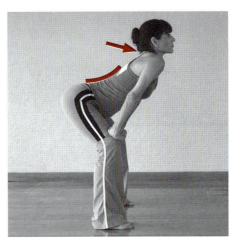

FIGURA 9B – **Postura com cargas compressivas para a coluna.**

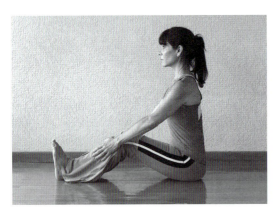

FIGURA 9C – **Postura em descompressão.**

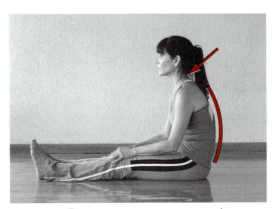

FIGURA 9D – **Postura com cargas compressivas para a coluna.**

Plano frontal

O plano frontal é uma linha imaginária que divide o corpo em duas partes: ventral e dorsal (frente e trás). Os movimentos que ocorrem no plano frontal são os de adução, abdução e inclinação lateral. Nesse plano, também apresentaremos orientações que devem ser seguidas durante a execução dos alongamentos. São elas:

1. Horizontalidade do olhar.
2. Alinhamento dos ombros e da pelve.
3. Disposição dos pés na largura dos quadris.

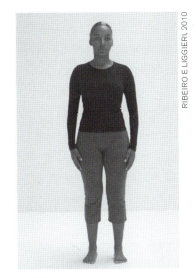

FIGURA 10

A falta desses alinhamentos sobrecarrega as diferentes estruturas do sistema musculoesquelético. Na Figura 11, vemos uma postura comumente adotada por diversas pessoas no dia a dia que provoca desalinhamentos no plano frontal (inclinação lateral da coluna e deslocamento lateral do quadril).

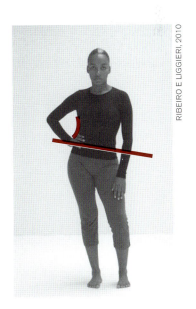

FIGURA 11

Plano transversal

O plano transversal é definido a partir de uma linha imaginária horizontal que divide o corpo em duas partes: superior (cranial) e inferior (caudal). É nesse plano que ocorrem as rotações, sendo observados os seguintes movimentos: rotação medial, rotação lateral, pronação e supinação. Exatamente por incluir o componente rotacional, devemos redobrar o cuidado nesses movimentos e posturas.

Na Figura 12A, observamos uma rotação da coluna realizada em postura adequada, com descompressão de carga. Na Figura 12B, ao contrário, vemos uma rotação da coluna com compressão e sobrecarga.

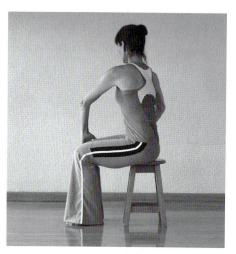
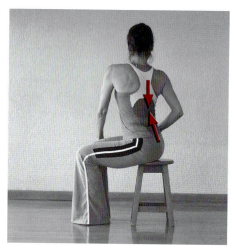

FIGURAS 12A E 12B

No plano transversal também é possível visualizar as rotações que ocorrem nas articulações dos membros superiores e inferiores. No exemplo a seguir, a Figura 13B mostra que a rotação medial do quadril esquerdo provoca desalinhamento, sobrecarregando as articulações do membro inferior esquerdo.

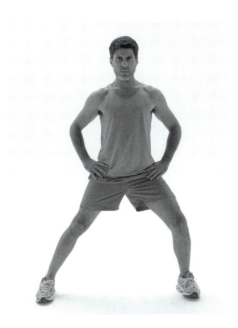
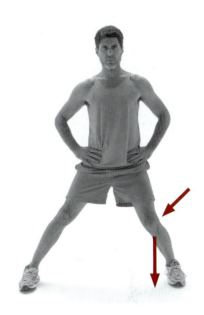

FIGURAS 13A E 13B

▶ Outras considerações

Postura sentada

Muitos exercícios de alongamento são realizados na postura sentada. Não raro, a posição inadequada e a falta de alinhamento causam desconfortos e dores durante a prática dos exercícios e favorecem o surgimento de lesões.

A postura correta mantém o apoio da pelve na parte anterior dos ísquios (ossos localizados na pelve), facilitando a organização postural e a permanência na posição.

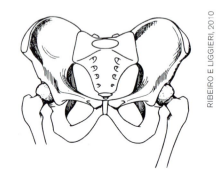

FIGURA 14 – **A pelve.**

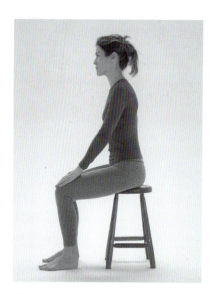
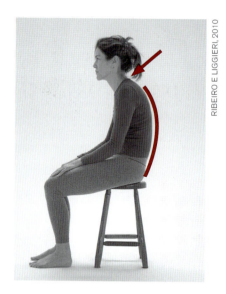

FIGURAS 15A E 15B

Na postura sentada, devemos manter o alinhamento dos membros inferiores, da pelve e da coluna (Figura 15A). Como vemos na Figura 15B, o apoio na parte posterior dos ísquios e na região do sacro gera desalinhamento e sobrecargas.

Postura deitada

Uma das dificuldades da realização de exercícios em decúbito dorsal é o bom posicionamento da pelve (Figura 16A). Algumas pessoas fazem o movimento de anteversão da pelve (Figura 16B); outras, ao contrário, realizam sua retroversão (Figura 16C). Ambas as posturas geram sobrecargas à coluna.

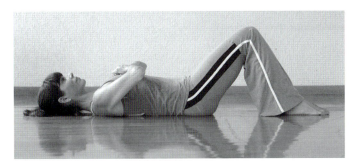

FIGURA 16A – **Pelve bem posicionada.**

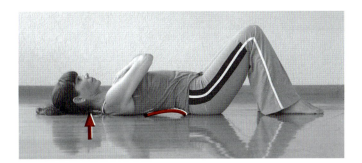

FIGURA 16B – **Anteversão da pelve com aumento da lordose lombar e retificação da curva cervical.**

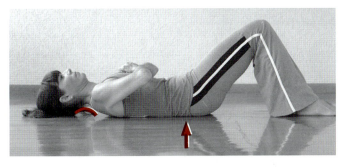

FIGURA 16C – **Retroversão da pelve com retificação da curva lombar e aumento de tensão na região cervical.**

PARTE II
Orientações posturais

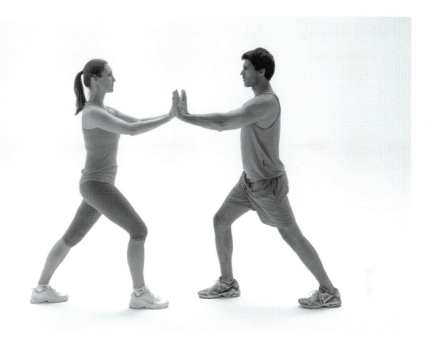

Alongamentos gerais

Apresentaremos a seguir uma série de alongamentos praticados no dia a dia e indicados para as mais diversas atividades físicas e esportivas.

Optamos por variar o sexo dos modelos, pois diferenças na constituição e na composição corporal de homens e mulheres interferem na elasticidade dos músculos. As mulheres em geral apresentam menos força e mais elasticidade que os homens, o que não significa que todas as mulheres sejam elásticas e todos os homens, rígidos. Os exercícios aqui apresentados são indicados para ambos os sexos, devendo ser bem orientados e adequados às necessidades de cada praticante.

Alongamento do tríceps sural (panturrilha)

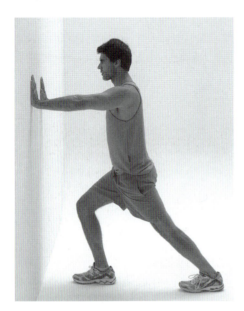 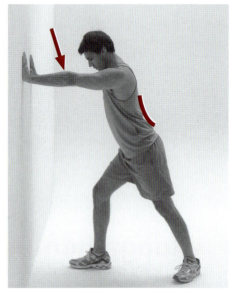

FIGURA 17A – **Certo:** membros inferiores, pelve e coluna alinhados. Calcanhar da perna de extensão apoiado no chão. Olhar à frente.

FIGURA 17B – **Errado:** membro inferior esquerdo em rotação lateral causando torção na pelve. Aumento da lordose lombar. Cotovelos em hiperextensão e olhar baixo.

Alongamento dos flexores do quadril (região anterior da coxa e região da virilha)

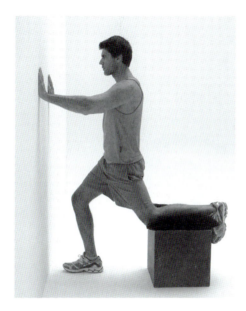

FIGURA 18A – **Certo:** membros inferiores e coluna alinhados. Olhar à frente.

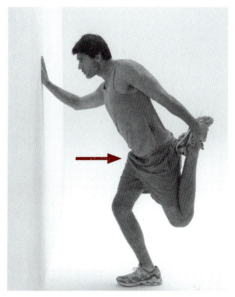

FIGURA 18B – **Errado:** quadril em flexão, prejudicando o alongamento.

Alongamento dos adutores do quadril, do latíssimo do dorso e do quadrado lombar (região interna da coxa e posterolateral do tronco)

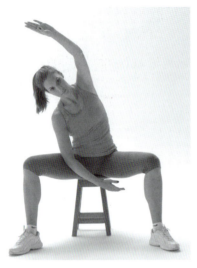 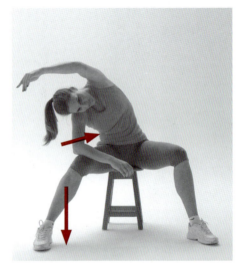

FIGURA 19A – **Certo:** membros inferiores e pelve alinhados. Coluna em inclinação lateral com descompressão.

FIGURA 19B – **Errado:** joelho direito desalinhado. Tronco em inclinação lateral excessiva comprimindo o lado direito. Ombros elevados.

Rotação do tronco

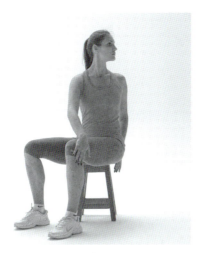

FIGURA 20A – **Certo:** membros inferiores, pelve e coluna alinhados. Torção do tronco no eixo central. Olhar à frente.

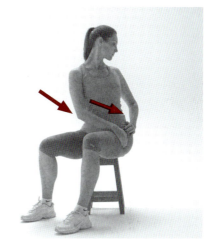

FIGURA 20B – **Errado:** torção no tronco com apoio posterior sobrecarregando a coluna.

Observação: este exercício é indicado sobretudo como mobilização para o tronco, pois a amplitude de movimento é limitada principalmente por ligamentos e pela amplitude fisiológica de movimento das articulações da coluna, e não necessariamente por encurtamentos musculares.

Alongamento do trapézio superior e do levantador da escápula (região do pescoço)

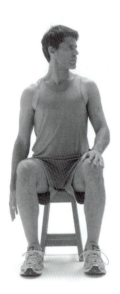

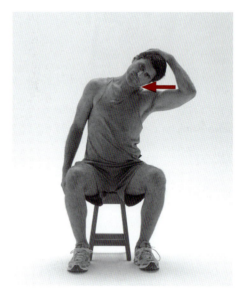

FIGURA 21A – **Certo:** membros inferiores, pelve e coluna alinhados. Leve tração do braço direito em direção ao solo.

FIGURA 21B – **Errado:** mão esquerda pressionando a cabeça, aumentando o grau de inclinação lateral e comprimindo a região cervical do lado esquerdo.

Alongamento dos flexores do quadril (virilha e região anterior da coxa)

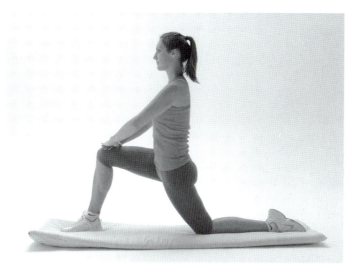

FIGURA 22A – **Certo:** membros inferiores, pelve e coluna alinhados. Olhar à frente e ombros encaixados. Ângulo de 90° no joelho da perna de apoio.

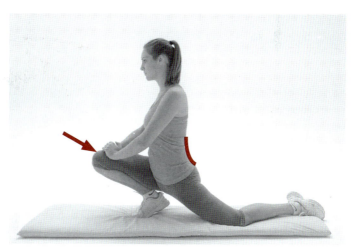

FIGURA 22B – **Errado:** joelho da perna direita em máxima flexão avançando a linha do pé. Aumento da lordose lombar.

Alongamento dos adutores do quadril (região interna da coxa)

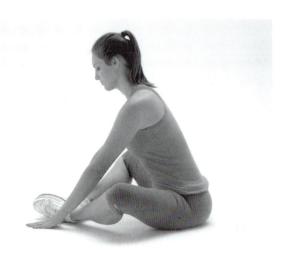

FIGURA 23A – **Certo:** coluna alinhada. Tronco à frente a partir da flexão da articulação dos quadris.

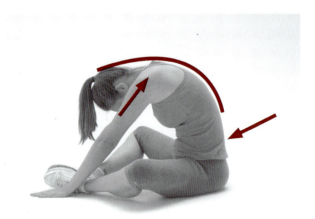

FIGURA 23B – **Errado:** tronco, coluna e cabeça soltos à frente, com compressão. Retificação da curva lombar e aumento da cifose torácica. Ombros elevados.

Alongamento dos isquiotibiais e do tríceps sural (região posterior da coxa e da perna)

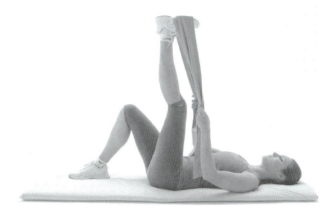

FIGURA 24A – **Certo:** membros inferiores, pelve e coluna alinhados.

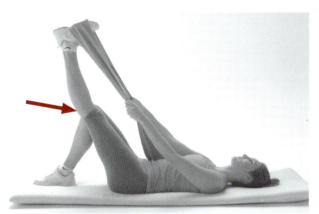

FIGURA 24B – **Errado:** joelho esquerdo em hiperextensão.

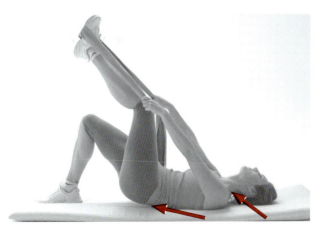

FIGURA 24C – **Errado:** elevação e retroversão da pelve. Cotovelos em hiperextensão. Retificação da curva lombar e aumento da lordose cervical.

Alongamento dos glúteos e do piriforme (região glútea)

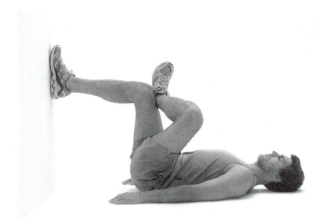

FIGURA 25A – **Certo:** membros inferiores, pelve e coluna alinhados. Pelve apoiada no solo.

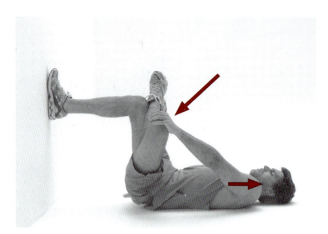

FIGURA 25B – **Errado:** pressão da mão forçando a abertura do joelho e ombro esquerdo elevado.

Alongamento dos isquiotibiais e do tríceps sural (parte posterior da coxa e da perna)

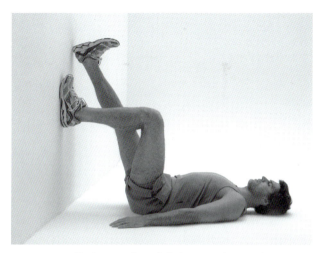

FIGURA 26A – **Certo:** membros inferiores, pelve e coluna alinhados. Flexão do tornozelo (dorsiflexão) da perna direita.

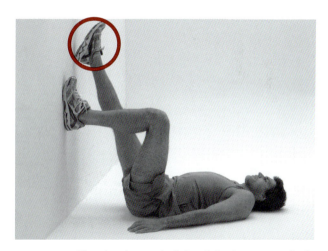

FIGURA 26B – **Errado:** eixo vertical desalinhado e tornozelo da perna direita relaxado.

Alongamento do glúteo máximo (região glútea)

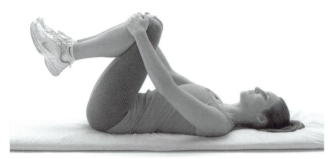

FIGURA 27A – **Certo:** membros inferiores, pelve e coluna alinhados.

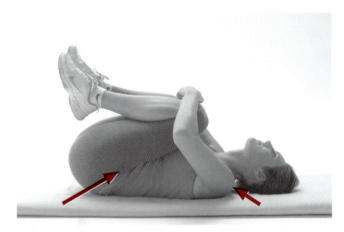

FIGURA 27B – **Errado:** articulação dos quadris excessivamente flexionada. Ombros elevados. Aumento da lordose cervical.

Alongamento dos isquiotibiais e do tríceps sural (perna direita)

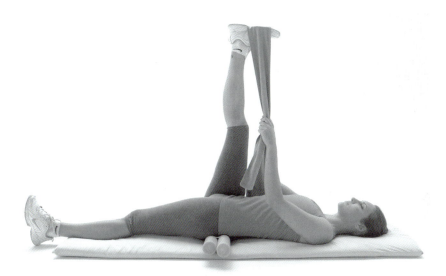

FIGURA 28A – **Certo:** membros inferiores, pelve e coluna alinhados. Tornozelo direito flexionado (dorsiflexão). Apoio do espaguete na região glútea.

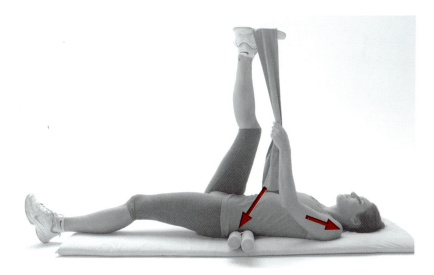

FIGURA 28B – **Errado:** apoio do espaguete na região lombar. Ombros elevados.

Alongamento dos glúteos, do piriforme e do quadrado lombar (região glútea e região posterolateral do tronco)

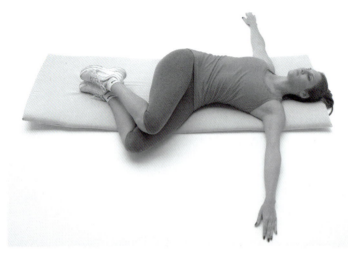

FIGURA 29A – **Certo:** torção mantendo o alinhamento do eixo vertical.

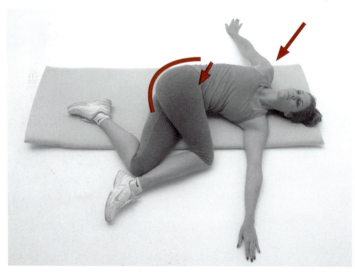

FIGURA 29B – **Errado:** excesso de torção. Ombro direito elevado e desapoiado do solo. Aumento da curva cervical.

ALONGAMENTO E POSTURA 45

Uma variação desse exercício pode ser realizada com extensão do joelho da perna direita alongando os isquiotibiais e o trato iliotibial (região glútea, posterior da coxa e lateral da coxa).

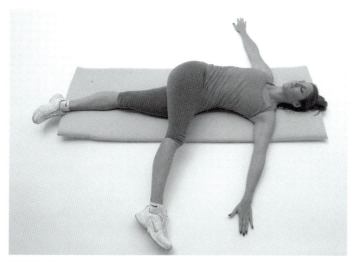

FIGURA 30

Atenção: em virtude do desgaste provocado nos discos intervertebrais, principalmente da coluna lombar, esta série de exercícios tem várias contraindicações e deve ser realizada somente com recomendação e orientação de um profissional.

Relaxamento da musculatura da articulação temporomandibular (ATM)

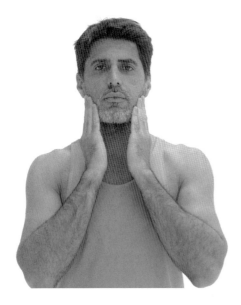

FIGURA 31 – **Massagear a região lateral da mandíbula com movimentos circulares nos sentidos horário e anti-horário.**

Alongamento da musculatura da articulação temporomandibular (ATM)

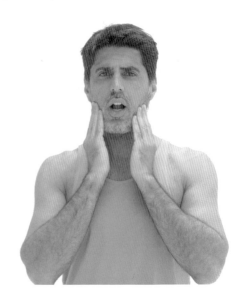

FIGURA 32 – **Relaxar a musculatura tracionando com as mãos a mandíbula para baixo e mantendo a ponta da língua apoiada atrás da arcada superior.**

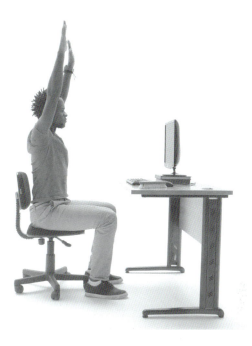

▶ Atividade laboral

Nos últimos anos, a prática de atividades físicas no ambiente corporativo cresceu bastante. Visando à promoção e manutenção da saúde e à melhoria das condições de trabalho, ela também contribui para o desenvolvimento de melhores relacionamentos interpessoais, na medida em que baixa o nível de tensão e estresse e propicia, por vezes, momentos lúdicos entre colegas de trabalho.

Do ponto de vista da gestão de pessoas, a redução dos acidentes de trabalho, do nível de sedentarismo e, consequentemente, do número de afastamentos médicos, diminui de forma significativa o custo com saúde e, ao mesmo tempo, aumenta a produtividade individual.

Alguns exercícios simples podem proporcionar bem-estar ao funcionário. Alongar-se, por exemplo, é uma atividade maravilhosa, simples, suave e relaxante. Sendo bem orientada, ajuda a prevenir lesões – sobretudo aquelas relacionadas à permanência em uma mesma posição por muito tempo –, a falta de movimentos e, ainda, a tensão muscular.

O alongamento pode ser feito em qualquer lugar e de diversas formas, não demandando roupas ou equipamentos específicos. Por vezes, ele é realizado periodicamente durante o dia, na própria estação de trabalho, sem deslocamentos.

Notamos mudanças de comportamento nos funcionários que adotam alguma rotina de atividade física, não só do ponto de vista de saúde e aparência física, como nos relacionamentos interpessoais. Em nossa companhia, o ato de se alongar virou hábito.

Todo esse esforço para incentivar a prática de atividades físicas é muito recompensador para os indivíduos e para a empresa, visto que o funcionário passa a ter maior comodidade, bem-estar e prazer no ambiente de trabalho.

Raïssa Lumack
Vice-presidente de Recursos Humanos –
Coca-Cola

Hoje, é consenso que o sucesso e o crescimento empresarial estão intimamente relacionados à saúde dos indivíduos. Pessoas saudáveis, quando amparadas por um ambiente saudável, geram alta produtividade.

As atividades laborais (de trabalho) que exigem a manutenção prolongada do corpo numa única postura e movimentos repetitivos são uma das causas mais comuns de lesões osteomusculares relacionadas às atividades de trabalho.

Nessas situações, o corpo perde mobilidade, flexibilidade e a capacidade de adaptação. A circulação sanguínea é prejudicada, diminuindo a liberação de substâncias como as endorfinas, que promovem a sensação de prazer e bem--estar.

Estudos realizados na América Latina e na Europa demonstram que a maior causa de afastamento no ambiente de trabalho são as doenças osteomusculares, sendo a dor lombar a mais prevalente — seguida por problemas nos ombros e nas extremidades superiores. O alto índice de afastamentos e absenteísmo gera custos elevados para as empresas e prejuízos para todos.

A pressão e o estresse também estão ligados a essa realidade. Nessas condições, aumenta o nível de cortisol (hormônio do estresse) circulante, favorecendo a diminuição das defesas psíquicas e imunológicas e o aparecimento de doenças orgânicas.

Programas de qualidade de vida e promoção de saúde são implantados nas empresas todos os anos na expectativa de diminuir os custos com enfermidades e fomentar a saúde de seus funcionários. Os resultados são diversos, e múltiplas variáveis influenciam o sucesso dessas estratégias.

É importante destacar que as queixas de profissionais executivos, técnicos e operacionais se devem à manutenção prolongada do corpo numa única postura e aos movimentos repetitivos realizados em computadores, celulares, volante de automóveis etc.

Em relação ao uso do computador, muitas são as queixas de quem passa o dia nessa atividade. Dor no pescoço, nos ombros, nos braços, nas costas, nos joelhos, dor de cabeça, peso nas pernas, entre outras, são responsáveis pela baixa qualidade de vida desses indivíduos. Com o passar dos anos, tais dores podem torná-los incapacitantes, impedindo-os de realizar suas tarefas.

No mundo corporativo, a maioria dos profissionais tem acesso à informação sobre a importância das pausas durante a rotina de trabalho, mas poucos as realizam. Grande parte dessas patologias desenvolve-se nas fixações de uma mesma postura e na repetição diária e prolongada de certos movimentos. A pausa e a alternância de movimentos são fundamentais para a saúde.

O movimento aumenta a produção de substâncias que combatem a dor e a sensação de desconforto ao longo do dia, além de revigorar a musculatura, aumentando a energia.

Nas empresas, o alongamento deve ser consequência de uma ação em equipe que facilite esse processo. O clima no ambiente corporativo, especialmente motivado por líderes conscientes e responsáveis, é peça fundamental.

A seguir, apresentaremos uma pequena série de exercícios de alongamento para quem permanece por horas na postura sentada e faz uso intenso e diário de computadores.

Aconselhamos que a cada hora o indivíduo se espreguice e levante-se da cadeira, nem que seja para dar alguns passos e retornar à sua posição rotineira.

Alongamento dos glúteos e do piriforme (região glútea)

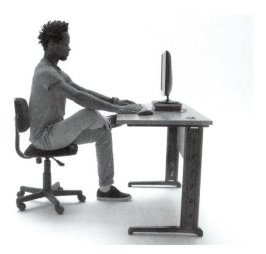

FIGURA 33A – **Certo:** membros inferiores, pelve e coluna alinhados. Tornozelo direito em flexão (dorsiflexão) e olhar à frente.

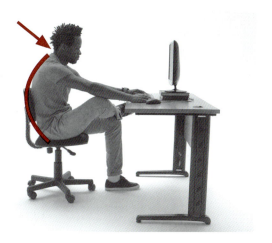

FIGURA 33B – **Errado:** retroversão da pelve. Retificação da coluna lombar e aumento da cifose torácica. Anteriorização da cabeça.

Alongamento dos isquiotibiais e do tríceps sural (região posterior da coxa e da perna)

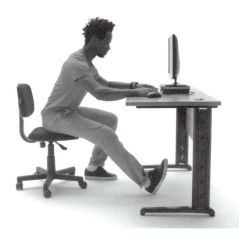

FIGURA 34A – **Certo:** membros inferiores, pelve e coluna alinhados. Tronco à frente pela flexão da articulação dos quadris. Tornozelo direito flexionado (dorsiflexão).

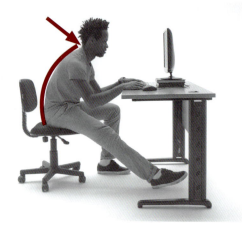

FIGURA 34B – **Errado:** retroversão da pelve, tornozelo direito relaxado. Retificação da coluna lombar e aumento da cifose torácica. Anteriorização da cabeça.

Alongamento dos adutores (região interna da coxa)

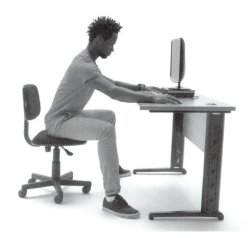

FIGURA 35A – **Certo:** membros inferiores, pelve e coluna alinhados.

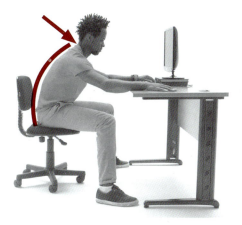

FIGURA 35B – **Errado:** retroversão da pelve, retificação da coluna lombar e aumento da cifose torácica.

Alongamento dos flexores do quadril (região anterior da coxa e virilha)

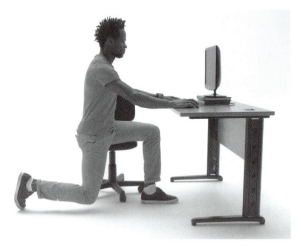

FIGURA 36A – **Certo:** membros inferiores, pelve e coluna alinhados. Olhar à frente. Leve pressão dos pés contra o solo. Joelho da perna de apoio em ângulo de 90°.

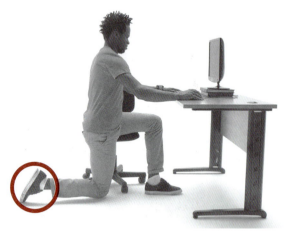

FIGURA 36B – **Errado:** perda da pressão dos pés contra o solo, sobrecarregando os joelhos.

> **Atenção:** por motivo de segurança, é preciso manter as rodas das cadeiras travadas para evitar deslizamentos durante a execução do alongamento.

Mobilização da coluna vertebral

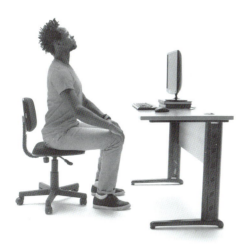

FIGURA 37A – **Certo:** alinhamento dos membros inferiores e extensão da coluna com descompressão.

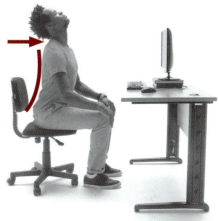

FIGURA 37B – **Errado:** excesso de extensão da coluna vertebral com sobrecarga e compressão.

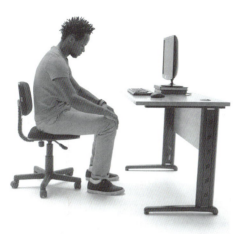

FIGURA 38A – **Certo:** alinhamento dos membros inferiores, flexão da coluna em descompressão.

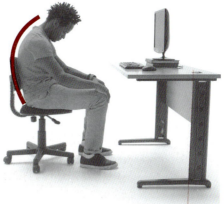

FIGURA 38B – **Errado:** excesso de flexão da coluna vertebral com sobrecarga e compressão.

Alongamento dos flexores e extensores do punho e dos dedos

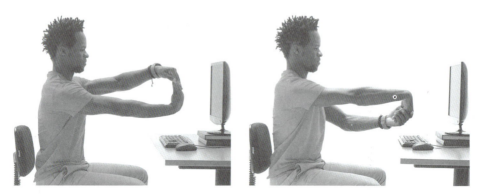

FIGURAS 39A E 39B – Com membros inferiores, pelve e coluna alinhados, realizar a extensão do punho sem ultrapassar o ângulo de 90°. A mão oposta traciona os dedos em extensão e os ombros permanecem encaixados. É preciso fazer o mesmo exercício com o punho em flexão.

> **Atenção:** muitas pessoas utilizam este exercício para aliviar a dor e para tratar doenças como tendinite, epicondilite, síndrome do túnel do carpo etc. Porém, em virtude do estado inflamatório dos tecidos e da compressão das estruturas articulares da região, não aconselhamos tal prática. Nessas situações recomendamos o exercício a seguir (com exceção dos casos agudos).

Ativação da circulação dos braços e das mãos

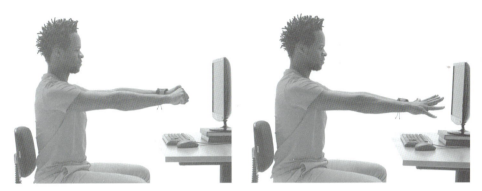

FIGURAS 40A E 40B – Manter membros inferiores, pelve e coluna alinhados e os ombros, encaixados. Com os braços estendidos à frente, abrir e fechar os dedos das mãos com movimentos rápidos e dinâmicos por 15 segundos. Em seguida, relaxar a postura dos braços e repetir o movimento.

Escovação dos braços

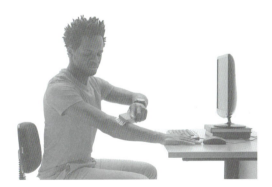

FIGURA 41 – Indicamos a escovação das articulações do ombro, do cotovelo e do punho, bem como das mãos, em movimento de fricção para ativar a circulação local. Aconselhamos o uso de escovas de cerdas naturais e macias. Realizar a escovação por dois minutos, mantendo as mãos apoiadas e os braços relaxados.

Atenção: o alongamento para a musculatura do trapézio deve seguir as mesmas orientações apresentadas nos alongamentos gerais.

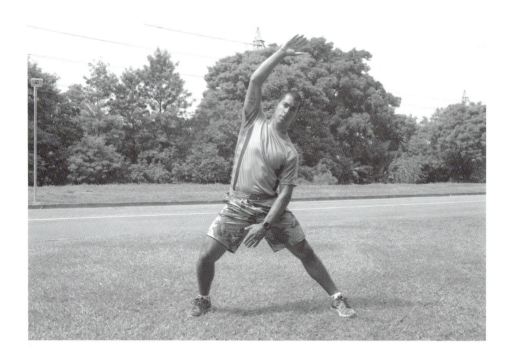

▶ Corrida

Costumo brincar que prefiro ter uma velhice com flexibilidade a uma velhice com condicionamento físico. Por aí você já pode imaginar o que penso e prego sobre alongamento. Sou totalmente a favor. Ele é essencial não só para o esporte, mas para tudo na vida.

Antigamente, a prática de alongamento era comum nas academias. Hoje, a atividade parece ter sumido da grade de aulas e também do cotidiano das pessoas. Uma pena, porque o ato de se esticar deixa os músculos e as articulações mais bem preparados.

Em minha experiência de mais de duas décadas de esporte, nunca vi um atleta de ponta que não tivesse flexibilidade. É essencial alongar-se para realizar melhor os movimentos e evitar lesões. Quem não dedica alguns minutinhos ao alongamento com o passar do tempo sente o encurtamento dos músculos e pode ficar com os movimentos limitados.

Antes do exercício, de maneira suave, o alongamento serve como aquecimento articular. Depois, não exatamente ao final da atividade – aliás, de preferência em outro período do dia –, tem a função de melhorar a vida dos músculos, tendões e articulações. Todo mundo deveria ter uma rotina de alongamento durante a semana.

Afinal, alongar significa melhorar sua consciência corporal, sua mecânica, seus movimentos, enfim, sua vida.

Marcos Paulo Reis

Educador físico pela Universidade Estadual do Rio de Janeiro (Uerj), preparador físico e autor dos livros *Programa de caminhada e corrida em 16 semanas* e *Caminhada já*

A busca de um estilo de vida saudável tem aumentado significativamente, e entre as atividades físicas mais praticadas para atingir tal objetivo está a corrida. Considerada um fenômeno sociocultural contemporâneo, ela ganhou popularidade e atrai cada vez mais adeptos. Os eventos ligados a essa atividade reúnem pessoas das mais diferentes classes sociais, faixas etárias e etnias.

Muitos são os benefícios da corrida: sua prática regular ajuda a diminuir a ansiedade e a depressão, descarrega as tensões, melhora a capacidade cardiorrespiratória e vascular, queima calorias, auxilia a fixação do cálcio nos ossos e oxigena os músculos. Assim, não

> **Como os tecidos musculares, quando em estado mais elástico, retardam a resposta motora de contração, prejudicando o desempenho, muitos acreditam que o alongamento muscular não deve ser praticado em momento nenhum, mas não é bem assim.**

é à toa que a corrida ganha espaço nos receituários médicos.

Em contrapartida a tantos benefícios, destacamos a alta incidência de lesões osteomusculares nos corredores, provavelmente por ser uma atividade de alto impacto articular, e também por sua prática indiscriminada ou sem critérios de avaliação e orientação personalizada. As lesões osteomusculares mais comuns na corrida ocorrem nos membros inferiores.

Podemos definir dois grupos praticantes de corrida: os atletas de elite (profissionais) e os amadores (a maioria dos corredores, que pratica a atividade por lazer e participa de competições como meio de integração social ou buscando melhorar seus recordes). Ambos devem receber orientações de profissionais para que os treinos não gerem lesões, desconforto e dor.

Como a corrida agrega muitas variáveis, a incidência de lesões musculoesqueléticas atinge entre 19,4% e 92,4% dos praticantes, oscilando essas taxas de prevalência entre 25% e 46% nos corredores profissionais. Tais lesões implicam a redução ou interrupção da atividade e, por vezes, levam ao afastamento do trabalho.

Entre as principais causas, podemos apontar: sobrecarga nas articulações, treinos inadequados às características individuais e sem orientação, excesso de treino, biomecânica da marcha e desequilíbrio muscular. Esses fatores nos fazem acreditar que a prática do alongamento é essencial para corredores. Na Parte I, mostramos que os encurtamentos musculares interferem nos encaixes articulares, modificando-os, o que desestabiliza e prejudica a postura e a coordenação motora. Nessas situações, em que as articulações encontram-se desalinhadas, o gesto coordenado e funcional não é mais possível. Toda e qualquer movimentação é adaptada a essa má postura, desencadeando com frequência uma série de lesões. No caso das atividades físicas e esportivas, em que muitas articulações funcionam com sobrecarga, esse quadro só se agrava.

Nessas condições, há aumento de gasto energético, utilização de fibras musculares compensatórias, compressão das fibras nervosas, aumento da incidência de cãibras e de dor, além de prejuízo da técnica de execução dos movimentos. O resultado será queda no desempenho e aumento de risco de lesões. Portanto, um alongamento bem orientado, com o intuito de proporcionar

> **Entre as principais lesões por *overtraining* estão as tendinopatias do calcâneo, síndromes do trato iliotibial, síndrome do estresse tibial medial e fasceíte plantar. É interessante destacar que o alongamento faz parte do tratamento de todas essas lesões.**

ao corredor a manutenção de uma boa postura preservando o gasto energético desnecessário, é fundamental.

Os erros de treinamento são apontados como os maiores responsáveis pelas lesões esportivas. Aproximadamente 60% desses erros são causados por quantidade inadequada de treino, técnica incorreta de execução e avaliação imprópria das capacidades e/ou necessidades do atleta.

A maioria dessas lesões ocorre por um desequilíbrio entre o esforço a que o praticante é submetido e sua capacidade de suportar determinada solicitação (*overtraining*).

Aumentar a distância do percurso e a velocidade sem uma periodização bem orientada gera, em médio e longo prazo, desgaste nas estruturas do aparelho locomotor.

Entre outros prejuízos para a saúde resultantes dos treinos excessivos podemos apontar: distúrbios do sono, alterações no humor, mudanças de apetite, letargia, fadiga, aumento da frequência da cardíaca em repouso etc.

Em contrapartida, é preciso tomar cuidado para que o atleta não fique estagnado em seu processo de evolução. É fundamental que ele seja capaz de ultrapassar seus limites seguindo orientação profissional.

As alterações posturais e estruturais dos pés (varos, valgos ou planos) também devem ser consideradas, pois influenciam diretamente a forma como pisamos. Como a corrida demanda uma interação complexa entre mecanismos fisiológicos e mecânicos, ao analisarmos a biomecânica da marcha e da corrida, identificamos fatores ligados ao movimento – como as forças utilizadas na fase de apoio e propulsão – que são responsáveis pelas principais lesões referentes aos membros inferiores.

A seguir, apresentaremos alguns exercícios de alongamento que podem ser praticados em locais abertos, lembrando que o aquecimento ativo da musculatura é o mais adequado antes da corrida.

Os alongamentos, principalmente os estáticos e os de facilitação neuromuscular proprioceptiva (PNF), não devem ser realizados antes do treino porque a queda no desempenho, resultante da inibição neuromuscular e da diminuição da força contrátil do músculo (efeitos do alongamento), tem duração de no mínimo uma hora.

O alongamento deve vir depois da corrida, com um intervalo de pelo menos 20 minutos após o treino, ou horas depois. No final da corrida, a musculatura encontra-se rígida, pelo excesso de contrações, e o estiramento das fibras musculares, nessas condições, expõe o praticante a lesões.

Além disso, é necessário "desaquecer" a musculatura porque o músculo superaquecido encontra-se com circulação sanguínea elevada e doses altas de endorfina, o que pode alterar a percepção de dor, que nos exercícios de alongamento serve como alerta e indica os limites de cada um.

Alongamento do tibial anterior e dos extensores dos dedos (região anterior do tornozelo)

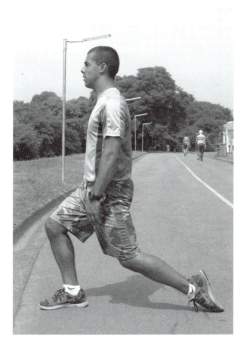

FIGURA 42A – **Membros inferiores, pelve e coluna alinhados. Manter o tornozelo esquerdo em flexão plantar e a parte anterior do pé com dedos em flexão.**

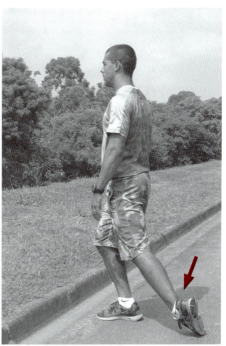

FIGURA 42B – **Observamos uma variação na postura do pé esquerdo (movimento de inversão). Tal variação transfere o alongamento para os músculos fibulares.**

Alongamento do tríceps sural (panturrilha)

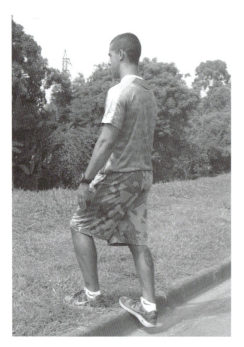

FIGURA 43A – **Certo:** membros inferiores, pelve e coluna alinhados. Olhar à frente. Calcanhar direito sem tocar o chão, o que permite regular a intensidade do alongamento.

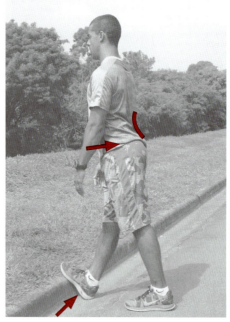

FIGURA 43B – **Errado:** pelve em torção. Aumento da lordose lombar. Calcanhar direito tocando o chão, o que impede a regulagem da intensidade do alongamento. Joelho direito em hiperextensão.

Alongamento dos isquiotibiais e do tríceps sural (região posterior da coxa e da perna)

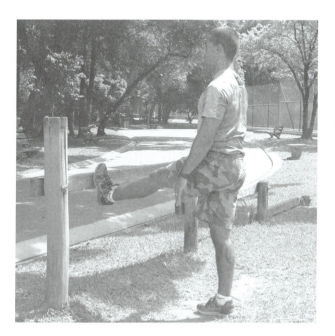

FIGURA 44A – **Certo:** membros inferiores, pelve e coluna alinhados. Olhar à frente.

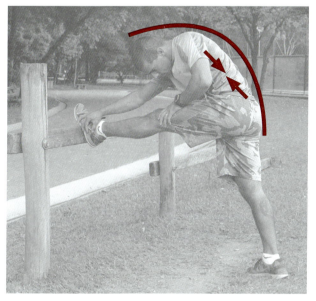

FIGURA 44B – **Errado:** retroversão da pelve. Flexão do tronco com compressão, somada à rotação da coluna.

Alongamento do trato iliotibial
(região do trocanter e lateral da coxa)

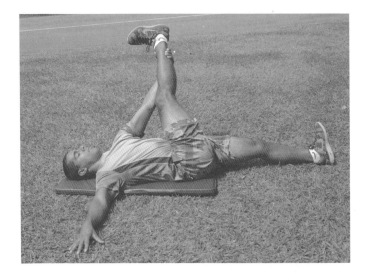

FIGURA 45A – **Certo:** membros inferiores, pelve e coluna alinhados. Adução da perna sem perder o apoio da pelve no solo. Ombros encaixados.

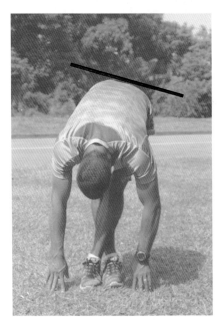

FIGURA 45B – **Errado:** torção da pelve, flexão e torção da coluna.

Alongamento dos adutores (região interna da coxa)

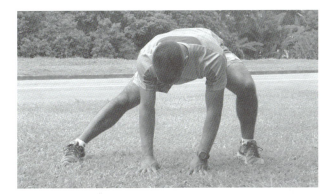

FIGURA 46A – **Certo:** membros inferiores, pelve e coluna alinhados.

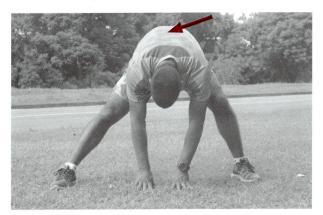

FIGURA 46B – **Errado:** coluna em flexão com compressão.

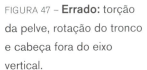

FIGURA 47 – **Errado:** torção da pelve, rotação do tronco e cabeça fora do eixo vertical.

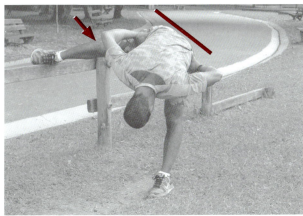

Alongamento dos glúteos e do piriforme (região dos glúteos)

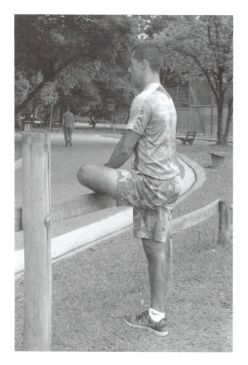

FIGURA 48A – **Certo:** membros inferiores, pelve e coluna alinhados. Olhar à frente.

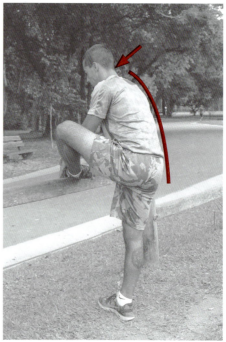

FIGURA 48B – **Errado:** retroversão da pelve, retificação da curva lombar e aumento da cifose torácica.

Alongamento do quadríceps (região anterior da coxa)

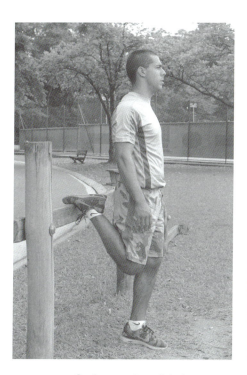

FIGURA 49A – **Certo:** membros inferiores, pelve e coluna alinhados. Olhar à frente.

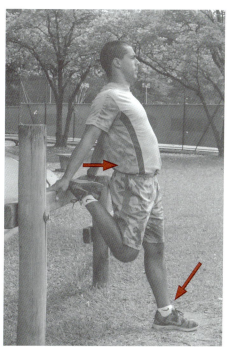

FIGURA 49B – **Errado:** perna de base afastada à frente. Aumento da lordose lombar.

Alongamento do tríceps braquial e do latíssimo do dorso (região posterior do braço e lateral das costas)

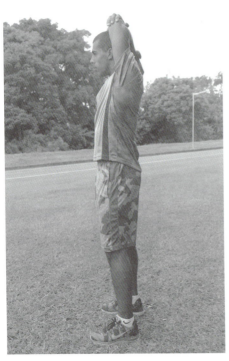

FIGURA 50A – **Certo:** controle da curva lombar.

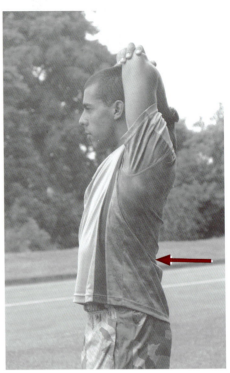

FIGURA 50B – **Errado:** aumento da lordose lombar.

Alongamento do trapézio e do levantador da escápula (região do pescoço)

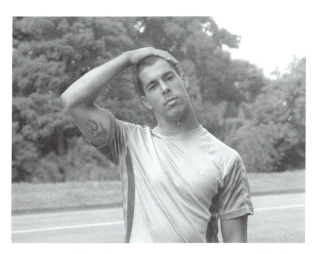

FIGURA 51A – **Certo:** leve apoio da mão na cabeça. Ombros encaixados. Leve tração do braço esquerdo em direção ao solo.

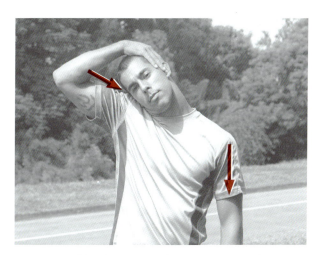

FIGURA 51B – **Errado:** pressão da mão contra a cabeça, excessiva inclinação lateral da região cervical, ombro direito elevado e forte tração do braço esquerdo em direção ao solo.

Alongamento dos peitorais

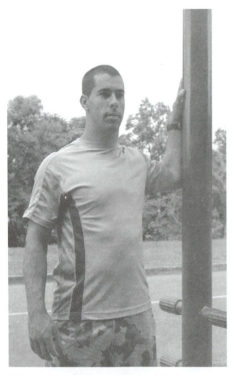

FIGURA 52A – **Certo:** membros inferiores, pelve e coluna alinhados. Olhar à frente. Ombros encaixados. Cotovelo esquerdo flexionado.

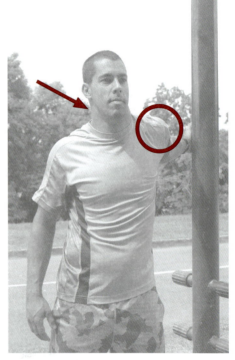

FIGURA 52B – **Errado:** ombro esquerdo com elevação e rotação medial. Sobrecarga na articulação do ombro e na coluna vertebral.

Alongamento do deltoide posterior, dos romboides e do trapézio (região entre escápula e coluna e ombro)

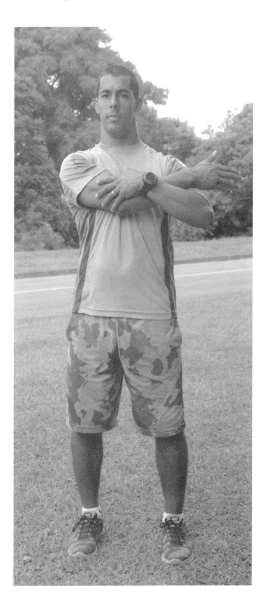

FIGURA 53 – Deixar membros inferiores, pelve e coluna alinhados. Manter o olhar à frente e os ombros encaixados. Lembramos que muitas pessoas têm por hábito realizar este exercício para alongar o tríceps braquial, mas ele não alonga essa musculatura.

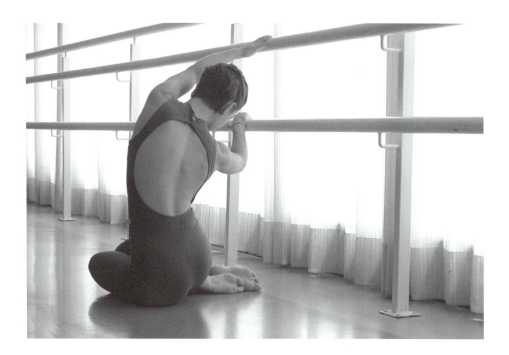

▶ Dança

O alongamento é primordial à *performance* do bailarino. É de praxe, ao entrarmos numa sala de dança e antes ou depois da aula, ver os bailarinos se alongando, se esforçando para superar seus limites.

Na visão do bailarino, o que importa é conseguir ir além do que já foi conquistado, mas ele se esquece de que a dor e suas consequências podem se transformar em futuras lesões.

Porém, aí mora o perigo: devemos alongar sempre, mas com a consciência de que o músculo precisa ganhar flexibilidade sem que se estirem os ligamentos. É preciso construir uma passagem de tensão que obedeça às direções corretas e às torções precisas dos músculos.

Muitos colegas bailarinos interromperam a carreira artística por falta de informação, o que é triste.

É possível fazer um trabalho com consciência, garantindo a longevidade e a saúde do corpo. E neste livro, tão cuidado e delicado, escrito pelos competentes profissionais Christina Ribeiro e Victor Liggieri, encontramos informações para alcançar esse objetivo.

Mônica Monteiro
Bailarina e professora de dança

A dança é uma das mais antigas expressões artísticas. A história revela várias finalidades dessa arte ao longo da evolução humana.

Na pré-história, dançava-se pela vida e pela sobrevivência. Mais tarde, a dança adquiriu características sagradas: os gestos eram místicos e acompanhavam rituais. No Egito, dançava-se para os deuses. Na Grécia, a dança auxiliava nas lutas e na conquista da perfeição do corpo. Na Idade Média, tornou-se profana, ressurgindo no Renascimento, sendo admirada pela nobreza. Nessa época, a dança tornou-se uma técnica, conhecida como balé.

No século XVIII, o balé clássico atinge o auge. Na segunda metade do século XIX, surge a dança moderna. Isadora Duncan (1877-1927), ícone desse movimento, cria a dança livre, improvisada. Algumas estruturas da dança clássica são preservadas, mas os movimentos corporais são explorados intensamente, estimulando novas possibilidades de expressão.

Na década de 1960, a dança contemporânea se consolida como forma de protesto contra a cultura clássica. Com linguagem própria e extremamente comprometida com a manifestação de ideias, sentimentos e emoções, estimula a criatividade e a inovação.

Independentemente do estilo praticado, a dança é uma das mais belas formas de expressão humana e, como atividade corporal, uma das mais exigentes.

Alongamento, flexibilidade, saltos, equilíbrio, forças dinâmicas, estáticas e explosivas, posições em que as articulações são solicitadas além de seu limite fisiológico, repetição exaustiva de uma mesma sequência de movimento: essas são algumas das situações vividas por bailarinos e praticantes de dança que, não raro, resultam em dores e lesões.

É comum que os bailarinos apresentem sintomas dolorosos decorrentes do excesso de treino e da prática dos movimentos e posições que provocam impacto mecânico nas estruturas osteomusculares. Embora a dor seja uma resposta fisiológica e um sinal de alerta sobre a existência de alterações na integridade ou na funcionalidade do organismo, para muitos profissionais, a arte faz valer a dor. Tal opção não se justifica: a negligência aos sintomas resulta em danos compensatórios ou agravamento da lesão original. As lesões crônicas necessitam de mais tempo para ser tratadas e muitas vezes requerem períodos maiores de afastamento.

Hincapié *et al.* (2008) realizaram uma revisão sistemática dos sintomas dolorosos e das lesões em dançarinos e concluíram que entre eles existe alta prevalência de lesões e sintomatologia dolorosa em membros inferiores e coluna lombar, principalmente em decorrência da sobrecarga de treinamento. O mesmo estudo aponta que o índice de lesões varia de 40% a 94%.

Entre as lesões relatadas, estão: síndrome femoropatelar; condromalácia; bursites no quadril, no joelho e nos tornozelos; artrose do quadril; quadril "estalante" (também chamado de quadril em ressalto, indício de subluxação do quadril ou de deslizamento do tendão do iliopsoas sobre o fêmur); artrose degenerativa na articulação metatarso-falangiana (hálux rígido); síndrome de compressão talar; síndrome do impacto posterior do tornozelo; tendinite do calcâneo, dos rotadores e dos adutores do quadril; distensões e contraturas dos músculos da coxa; e hérnias de disco lombares e cervicais.

São inúmeros os fatores relacionados ao aparecimento dessas lesões. Um programa de treinamento neuromuscular adequado ao bailarino deve buscar equilíbrio entre força e alongamento muscular, sendo o aquecimento muscular prévio de extrema importância.

Muitos bailarinos apresentam flexibilidade além do padrão fisiológico. As pesquisas ainda não encontraram uma relação direta entre esses atletas e a hipermobilidade, mas na prática percebemos que a causa de algumas lesões pode derivar dessa condição. Por isso, aconselhamos aos praticantes de dança a leitura das orientações sobre o tema na Parte III deste livro.

A seguir, apresentaremos as correções posturais em uma série de alongamentos para prevenir lesões comuns no campo da dança.

Alongamento dos adutores do quadril, dos músculos isquiotibiais e do latíssimo do dorso (região interna e posterior da coxa e posterolateral do tronco)

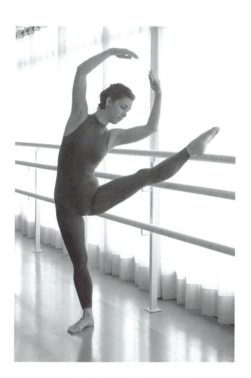

FIGURA 54A – **Certo:** membros inferiores, pelve e coluna alinhados.

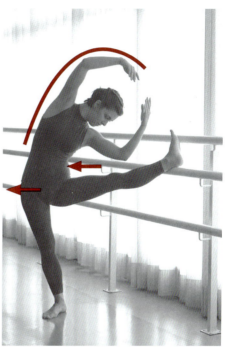

FIGURA 54B – **Errado:** quadril da perna de base deslocado para o lado. Inclinação lateral com compressão e sobrecarga.

Alongamento dos peitorais

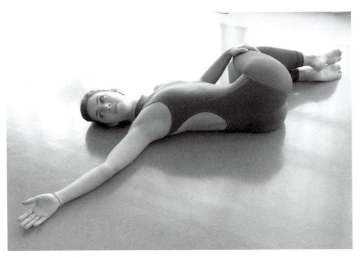

FIGURA 55A – **Certo:** torção da coluna mantendo o eixo vertebral alinhado. Ombro do braço em extensão bem encaixado.

FIGURA 55B – **Errado:** anteriorização da cabeça do úmero (osso do braço).

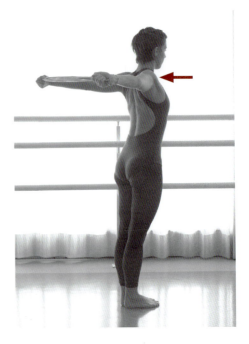

Alongamento dos isquiotibiais e do sóleo (região posterior da coxa e da perna)

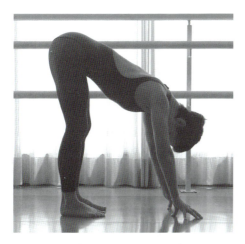

FIGURA 56A – **Certo:** ângulo de 90° nos tornozelos, evitando a hiperextensão dos joelhos. Eixo vertebral alinhado com descompressão.

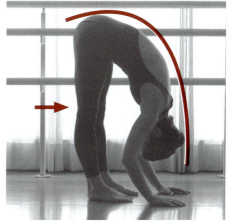

FIGURA 56B – **Errado:** joelhos hiperestendidos. Tronco solto à frente, com sobrecarga para a coluna vertebral.

Alongamento dos glúteos e do piriforme (região glútea)

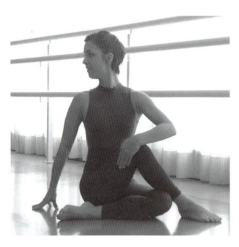

FIGURA 57A – **Certo:** torção da coluna no eixo central. Pé e quadril direitos apoiados no solo.

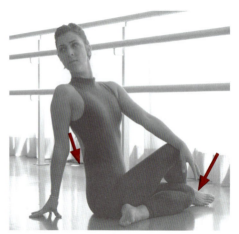

FIGURA 57B – **Errado:** torção do tronco com apoio a posterior. Pé direito desapoiado do chão.

Alongamento dos glúteos e do piriforme – variação

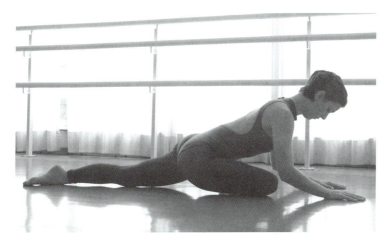

FIGURA 58A – **Certo:** Membro inferior da perna em extensão e pelve alinhados. Coluna vertebral alinhada em postura de descompressão.

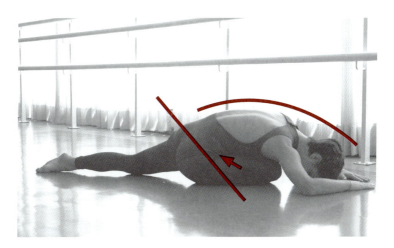

FIGURA 58B – **Errado:** pelve em torção e membro inferior da perna em extensão com rotação lateral. Tronco solto, comprimindo a articulação coxofemoral (virilha) e o joelho da perna em flexão.

Alongamento do quadrado lombar, do latíssimo do dorso, dos adutores da coxa, dos isquiotibiais e do tríceps sural (regiões posterolateral do tronco, interna da coxa e posterior da coxa e da perna)

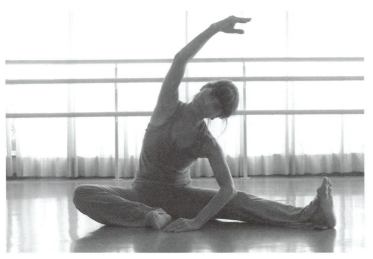

FIGURA 59A – **Certo:** membros inferiores e pelve alinhados. Inclinação lateral da coluna com descompressão.

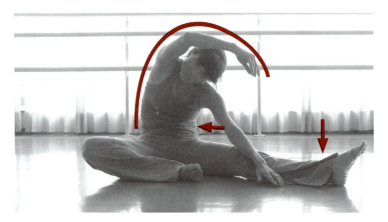

FIGURA 59B – **Errado:** flexão da coluna lombar e da região torácica com carga compressiva para a coluna. Braços soltos e ombros elevados. Tornozelo da perna de extensão relaxado.

Alongamento do quadrado lombar e dos isquiotibiais (região posterolateral do tronco e posterior da coxa)

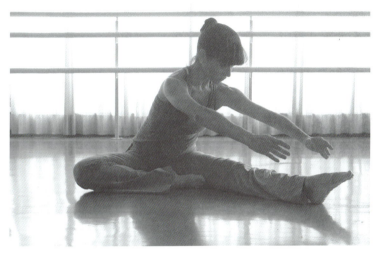

FIGURA 60A – **Certo:** membros inferiores, pelve e coluna alinhados. Rotação da coluna no eixo vertical.

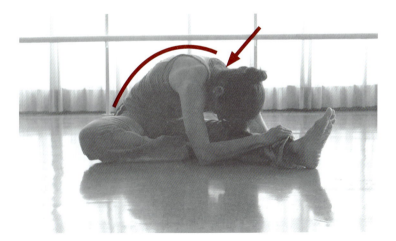

FIGURA 60B – **Errado:** retroversão da pelve, tronco solto à frente e coluna com compressão. Braços soltos e ombros elevados.

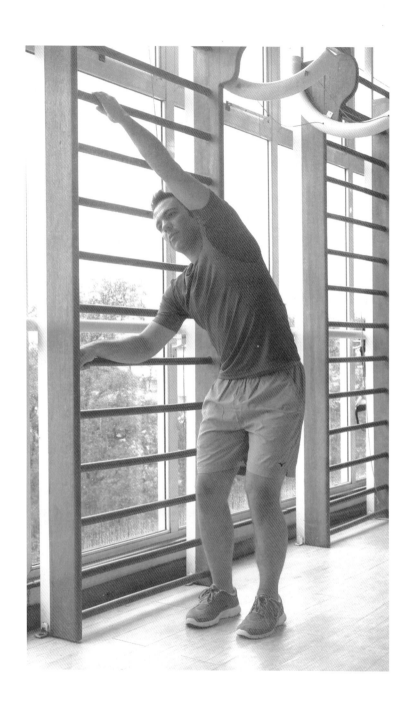

Musculação

A musculação é uma das mais eficientes ferramentas de treinamento e reabilitação. Controlam-se carga, intensidade, movimento, velocidade, número de séries e repetições, aparelho utilizado, o músculo que se deseja trabalhar – isoladamente ou em conjunto. Dessa maneira, quando bem prescrita e bem realizada, a musculação é bastante segura.

Sua difusão pelas academias, com horários amplos de atendimento e preços acessíveis, torna-a uma técnica facilmente incluída na rotina de treino do atleta profissional, recreacional ou daquele que busca ganho em saúde ou estética. Não tenho dúvidas da importância do alongamento na vigência de um treino de musculação, tanto como atenuador dos seus efeitos colaterais como pelos benefícios inerentes a ele.

Se não corrigido, o encurtamento muscular causado pela musculação, tanto macroscópica quanto microscopicamente, gera consequências bioquímicas e mecânicas, diminuindo a força na próxima sessão de treino. A forma como o treino de flexibilidade se relaciona com o de força da musculação é a grande charada. Logo antes, parece não ser boa ideia, por inibir alguns receptores tendíneos e musculares, diminuindo momentaneamente a força. Logo depois, teoriza-se que a mesma inibição causada pelo exercício e pela endorfina liberada possa mascarar um possível exagero no alongamento e predispor o praticante a lesões. O fato é que o treino de flexibilidade precisa ser incluído em algum momento da rotina do atleta, devendo a qualidade do movimento ser a melhor possível.

Malcon Carvalho Botteon
Médico fisiatra e médico do esporte

A musculação é a segunda atividade física mais praticada no Brasil, sendo a primeira a corrida. Ao contrário do que acontecia no passado, as academias vêm investindo num arsenal maior de ferramentas, aulas, técnicas, equipamentos e acessórios para atrair praticantes dos mais variados perfis e idades.

Treinos para adquirir e definir músculos, ganhar força e emagrecer, entre outros, fazem da academia um local extremamente procurado por aqueles que buscam cuidar do corpo e da saúde. Além disso, o incentivo da mídia e a recomendação médica para prevenção e tratamento de determinados distúrbios aumentam o número de praticantes dessa atividade.

Assim como a corrida, a musculação é realizada por indivíduos e atletas de outras modalidades como forma de preparação física para melhorar o rendimento nas atividades específicas.

Programas preventivos são traçados nas diferentes modalidades esportivas, e muitos incluem exercícios de alongamento e fortalecimento muscular. Dependendo do tipo de treinamento, a literatura científica aponta diversos resultados positivos para os praticantes de musculação – aumento da massa muscular e da densidade óssea (sobretudo nos idosos), melhora do condicionamento muscular, da imagem corporal e do desempenho cardiovascular, entre outros.

Porém, embora o exercício físico seja uma ferramenta importante para a saúde e a qualidade de vida, o aumento da prática também resultou no crescimento das lesões musculoarticulares.

Em 2014, o *British Journal of Sports Medicine* publicou um estudo que mostrava que o alongamento, sozinho e isoladamente, não é capaz de prevenir lesões em diferentes modalidades esportivas. Trabalhos nessa linha geraram uma corrente de profissionais e alunos de academia que acreditam que o alongamento é dispensável. Outro fator decisivo para tal pensamento é o fato de algumas pessoas ainda acreditarem que o alongamento é maléfico para a aquisição de força, potência e massa muscular. No entanto, tais crenças não condizem com a realidade que observamos na prática – nem com o conceito e nem com os efeitos do alongamento realizado no momento certo e da maneira correta.

A incidência de lesões em praticantes de musculação é alta. Assim como em outros esportes, as causas dessas lesões são multifatoriais: periodização inadequada (volume, frequência, tempo) do treinamento, falta de orientação de um profissional para adaptar o treino às condições, capacidades e necessidades individuais etc.

Apesar de não haver diferença significativa entre o índice de lesão no treino livre e nas máquinas, uma diferença fundamental deve ser levada em conta: as máquinas de musculação, cada vez mais avançadas, costumam proporcionar melhor apoio e melhores alavancas para os movimentos, mas muitas vezes prejudicam sua execução correta. O movimento articular acontece de forma tridimensional (em três planos), mas tais aparelhos aumentam o impacto em um único ponto da articulação. Embora já existam no mercado aparelhos que permitem o movimento articular tridimensional, ainda são poucas as academias que oferecem tais aparelhos.

O uso dos pesos livres permite o movimento tridimensional na articulação, porém são necessários maior estabilidade articular, controle motor e consciência corporal para realizá-lo. Assim, o acompanhamento profissional na seleção e na execução dos exercícios é indispensável. Com ou sem máquinas, é importante que o músculo esteja suficientemente alongado para permitir o movimento livre da articulação.

Além desses fatores mecânicos, sabemos que os músculos encurtados recebem menor irrigação sanguínea e entram em condição de fadiga metabólica muito antes dos músculos alongados. Tal condição de fadiga e encurtamento é suficiente para alterar as condições de comprimento da fibra muscular necessária para gerar força.

Ou seja, músculos encurtados são mais fracos que os alongados.

Além da diminuição de força, os músculos encurtados geram alterações posturais, favorecendo o aparecimento de lesões musculares e articulares durante o treino. É comum observar praticantes de musculação com graves encurtamentos, sobretudo nos membros superiores, em músculos como peitoral, trapézio e bíceps braquial – o que leva a uma postura típica de "frequentador de academia".

Vale esclarecer que o aumento do tamanho do músculo (hipertrofia) gerado pelo treinamento de força, na maioria das vezes, por si só não reduz a flexibilidade. Isso acontece quando há excesso de hipertrofia em treinos inadequados sem a prática do alongamento. Assim, a flexibilidade é essencial para aperfeiçoar e potencializar o treinamento de força; este, por sua vez, realizado em posturas adequadas, preservará a flexibilidade.

Logo após o treino, há um acúmulo de substâncias químicas, especialmente o lactato, que aumenta a tensão das fibras musculares, podendo ocasionar sua ruptura. Dessa forma, o ideal é aguardar o resfriamento da musculatura para evitar tais riscos.

Por seus benefícios, o alongamento é indispensável para o praticante do treino de força. Assim, apresentaremos a seguir ajustes nos alongamentos clássicos observados na sala de musculação das academias.

Alongamento do deltoide posterior, dos romboides e do trapézio (região dos ombros e região entre as escápulas e a coluna)

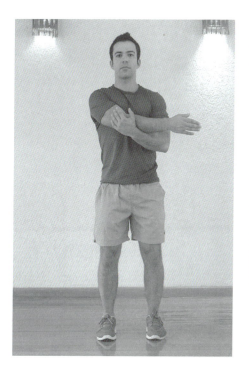

FIGURA 61A – **Certo:** membros inferiores, pelve e coluna alinhados. Ombros encaixados e olhar à frente. Pressionar levemente o braço em extensão contra a mão de apoio e vice-versa, sem que haja deslocamento do membro.

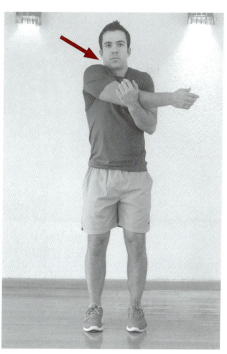

FIGURA 61B – **Errado:** elevação excessiva dos ombros.

Alongamento dos flexores do punho e dos dedos (região do antebraço)

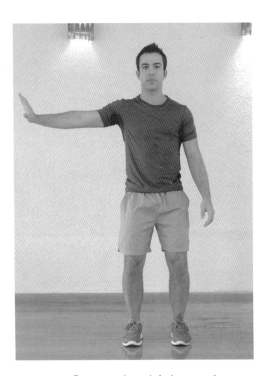

FIGURA 62 – Com membros inferiores, pelve e coluna alinhados, manter os ombros encaixados, o olhar à frente, o punho com extensão menor que 90° e os dedos em extensão.

Alongamento dos peitorais

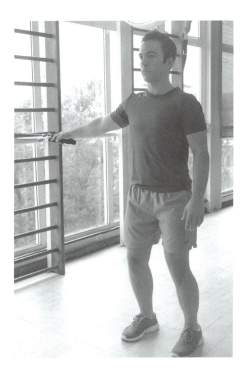

FIGURA 63A – **Certo:** membros inferiores, pelve e coluna alinhados. Olhar à frente. Manter o braço em extensão até sentir a tração do elástico.

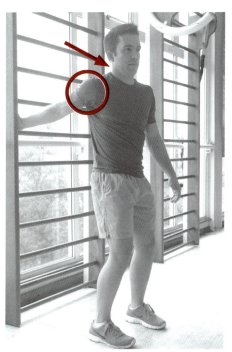

FIGURA 63B – **Errado:** elevação do ombro e anteriorização da cabeça do úmero (osso do braço). Retroversão da pelve e retificação da curva cervical.

Alongamento do tríceps sural (panturrilha)

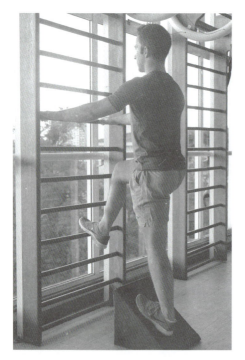

FIGURA 64A – **Certo:** membros inferiores, pelve e coluna alinhados. Olhar à frente.

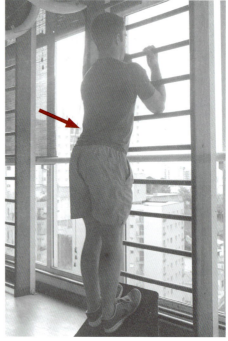

FIGURA 64B – **Errado:** anteversão da pelve e aumento da lordose lombar. Os dois pés apoiados simultaneamente na rampa sobrecarregam a região lombar e exigem extremo alongamento da musculatura posterior.

Alongamento dos isquiotibiais e do tríceps sural (região posterior da perna e da coxa)

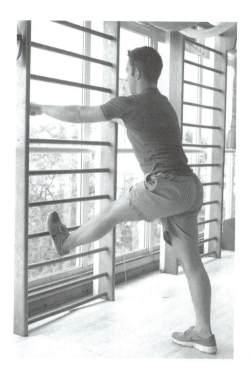

FIGURA 65A – **Certo:** membros inferiores, pelve e coluna alinhados. Olhar à frente.

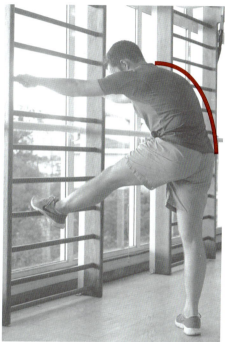

FIGURA 65B – **Errado:** retroversão do quadril e coluna com compressão. Aumento da cifose torácica.

Alongamento dos flexores do quadril e do tríceps sural (região da virilha e parte posterior da perna)

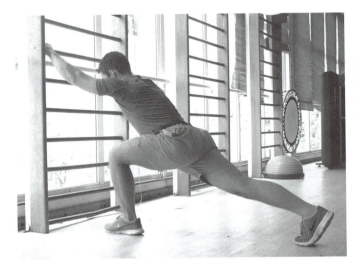

FIGURA 66A – **Certo:** membros inferiores, pelve e coluna alinhados.

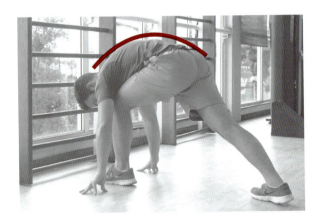

FIGURA 66B – **Errado:** retroversão da pelve e coluna com compressão.

Alongamento do quadríceps (região anterior da coxa)

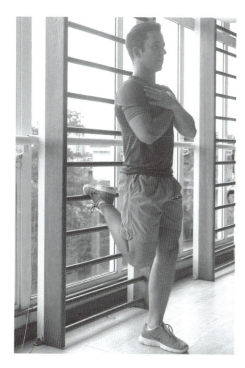 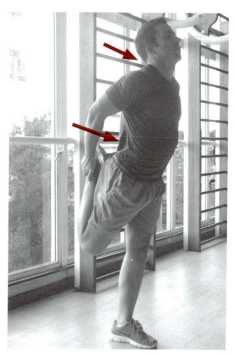

FIGURA 67A – **Certo:** membros inferiores, pelve e coluna alinhados. Olhar à frente. Pressão do pé contra o espaldar.

FIGURA 67B – **Errado:** anteversão do quadril e aumento da lordose lombar e cervical. Ombros elevados e em rotação medial.

Alongamento dos glúteos e do piriforme (região glútea)

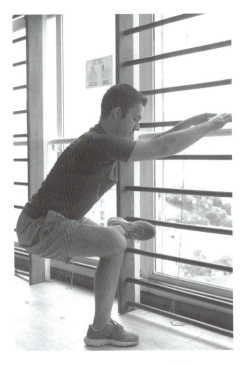

FIGURA 68A – **Certo:** membros inferiores e coluna alinhados.

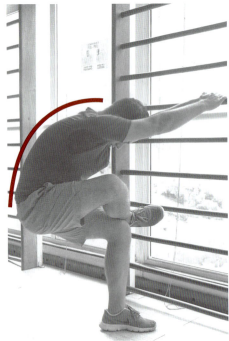

FIGURA 68B – **Errado:** torção e retroversão da pelve. Coluna com compressão. Ombros elevados.

Alongamento dos isquiotibiais e do latíssimo do dorso (região posterior da coxa e posterolateral do tronco)

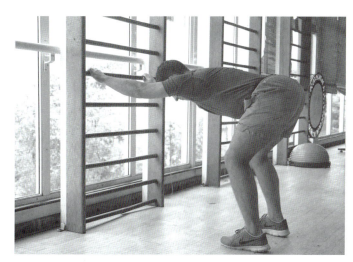

FIGURA 69A – **Certo:** membros inferiores, pelve e coluna alinhados. Coluna com descompressão.

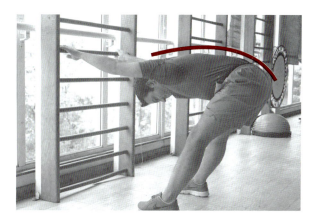

FIGURA 69B – **Errado:** retroversão da bacia. Retificação da curva lombar. Cabeça fora do alinhamento do eixo vertebral. Ombros elevados.

Tração do tronco
(descompressão da coluna vertebral)

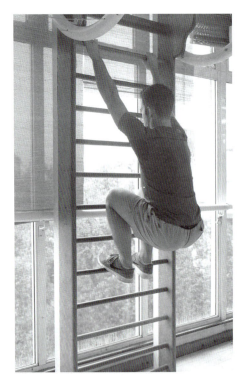

FIGURA 70A – **Certo:** pelve, membros inferiores e coluna alinhados. Pés apoiados no espaldar. Coluna em descompressão. Olhar à frente.

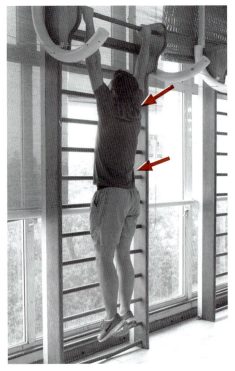

FIGURA 70B – **Errado:** pés soltos, ombros elevados, aumento da lordose lombar e cervical.

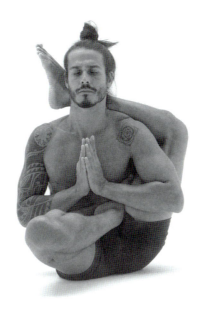

Ioga

De todas as técnicas de ioga, as mais conhecidas no Ocidente são as asanas. Em geral, trata-se de posturas de alongamento nas quais devem prevalecer as condições de estabilidade e conforto. Por outro lado, ioga, por definição, é meditação. E aí surge uma pergunta: qual é a relação entre alongamento e meditação?

Ao que parece, os antigos iogues notaram a importância do alongamento para a manutenção da nossa saúde, especialmente do sistema musculoesquelético. As asanas mantêm nossa musculatura num tônus ideal, relaxando os hipertônicos e fortalecendo os hipotônicos. Mas não só isso: acredito que os antigos iogues também tenham percebido a contribuição do alongamento para a aquisição de estados profundos de relaxamento e auto-observação, provavelmente por sua relação com o lado calmante do sistema nervoso autônomo. Com esses efeitos, entre outros que vocês poderão observar neste livro, sentar-se em postura de meditação numa condição calma e concentrada seguramente torna-se mais fácil para aqueles que praticam alongamento ou as asanas.

Marcos Rojo
Professor de ioga na Universidade de São Paulo (USP)

As raízes da ioga – que em sânscrito significa "união" ou "integração" – são extremamente antigas. Relatos e textos sagrados datados de 6 mil anos atrás foram os responsáveis por disseminar a prática da ioga como filosofia de vida e caminho para a evolução espiritual. De acordo com essa filosofia, o corpo é visto como um instrumento para o desenvolvimento pessoal. A ioga busca o "si mesmo" ou o ser, aquilo que no homem é perfeito e imortal.

Para Rojo (2006), a ioga pode ser considerada um "estado especial" que a mente humana é capaz de atingir, um estado de paz, silêncio e quietude.

A hatha ioga, uma das modalidades mais comuns atualmente, nasceu por volta do século XV. Em 2009, segundo a *BBC News Magazine*, havia 30 milhões de praticantes regulares de ioga no mundo, número que cresce a cada ano.

As posturas – ou asanas – que permeiam a prática dos diversos tipos de ioga caracterizam-se pela permanência em uma posição de controle e conforto, sugerindo relaxamento e prazer ao praticante. Porém, exigem flexibilidade e, portanto, alongamento muscular, seja durante a elaboração do posicionamento ou na manutenção da postura estática.

Apesar de não ser o foco principal de uma aula de ioga, o alongamento, com maior ou menor intensidade, é demandado do praticante. É preciso lembrar que a postura é considerada uma passagem para atingir outros objetivos, como a quietude da mente.

É comum ouvirmos que a ioga promove relaxamento físico e mental e facilita o alongamento muscular, sendo indicada a pessoas com músculos encurtados e tensos. Tal afirmação vai ao encontro da maioria das práticas de ioga. Aliás, cientistas de várias nacionalidades estudam a modalidade como tratamento complementar para diversas condições, incluindo a dor crônica lombar.

No entanto, apesar dos benefícios promovidos em diversos aspectos da saúde, trata-se de uma prática permeada por movimentos e posturas que exigem alongamento, equilíbrio e força muscular, o que predispõe os iogues a lesões musculoarticulares.

Alguns alunos têm mais facilidade que outros de executar determinadas posturas. Os que têm mais dificuldades e insistem, a qualquer custo, em realizá-las são os mais expostos a futuras lesões. O ganho progressivo das capacidades físicas que asseguram a realização das posturas mais exigentes faz parte do processo de aprendizagem e deve ser cuidadosamente acompanhado por instrutores habilitados.

Os possíveis riscos da prática foram expostos no livro *A moderna ciência do yoga*, de William J. Broad (2013). Segundo o autor, os homens tendem a ter lesões agudas em função dos músculos fortes e por não apresentarem boa flexibilidade. Entre tais lesões, as mais comuns são fraturas, luxações e dores na coluna. As mulheres, por sua vez, costumam apresentar desmaios ou dores e uma grande incidência de osteoartrose na região do quadril, provavelmente por serem mais maleáveis e hipermóveis. A região cervical também é alvo de diversas lesões, sobretudo nas posturas de apoio de cabeça.

Segundo Rojo *et al.* (2005), é preciso lembrar que a ioga é uma disciplina em constante desenvolvimento: adapta-se às necessidades do momento sem jamais pretender determinar uma conduta única e sempre levando em conta as diferenças individuais.

Existem na ioga posturas avançadas e movimentos inerentes à filosofia do trabalho que não nos cabe analisar do ponto de vista biomecânico. Os ajustes realizados a seguir são simples e podem ser executados de forma sutil durante a prática, sem que se interfira na principal função de cada postura.

Adho mukha svanasana

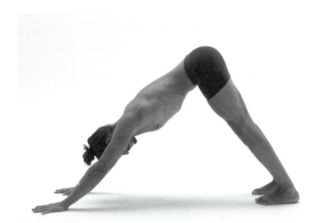

FIGURA 71A – **Certo:** membros inferiores e coluna alinhados. Calcanhares apoiados no solo.

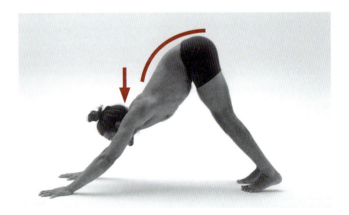

FIGURA 71B – **Errado:** perda do apoio do calcanhar, retificação da curva lombar e aumento da lordose cervical. Ombros elevados.

Virabhadrasana

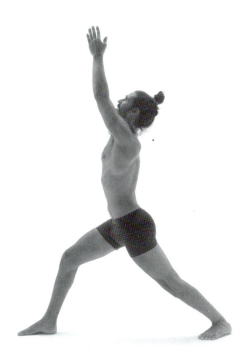

FIGURA 72A – **Certo:** membros inferiores alinhados, ombros encaixados, coluna em extensão.

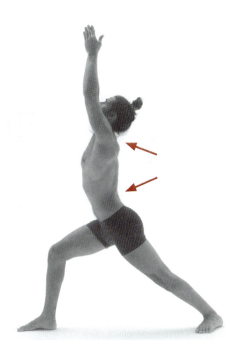

FIGURA 72B – **Errado:** aumento da lordose lombar e cervical. Ombros elevados.

Utthita parsva sahita

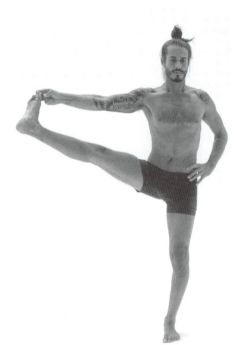

FIGURA 73A – **Certo:** membros inferiores, pelve e coluna alinhados. Olhar à frente.

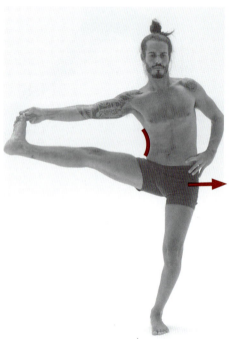

FIGURA 73B – **Errado:** deslocamento lateral do quadril esquerdo e inclinação lateral da coluna para a direita.

Marichyasana

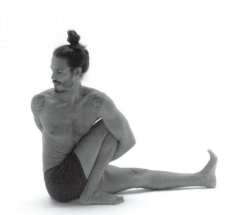

FIGURA 74A – **Certo:** rotação do tronco mantendo o eixo.

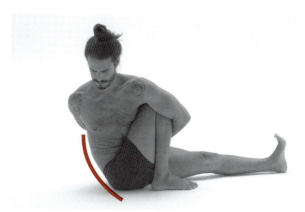

FIGURA 74B – **Errado:** enrolamento da coluna com sobrecarga pela rotação e inversão da curva lombar.

Ardha matsyendrasana

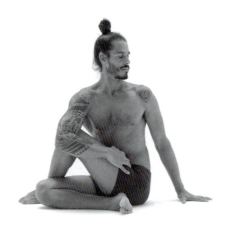

FIGURA 75A – **Certo:** rotação do tronco mantendo o eixo. Ombros encaixados.

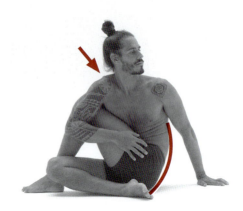

FIGURA 75B – **Errado:** enrolamento da coluna com sobrecarga pela rotação e inversão da curva lombar. Ombros elevados.

Padmasana

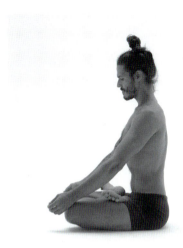

FIGURA 76A – **Certo:** coluna alinhada e ombros relaxados.

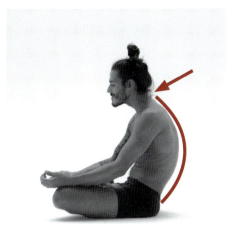

FIGURA 76B – **Errado:** aumento da cifose torácica e anteriorização da cabeça.

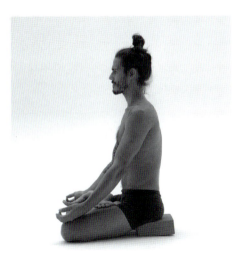

FIGURA 76C – **Adaptação:** em caso de encurtamento muscular, utilizar um suporte para elevar a pelve do solo e facilitar o apoio na parte anterior dos ísquios.

PARTE III
Públicos específicos

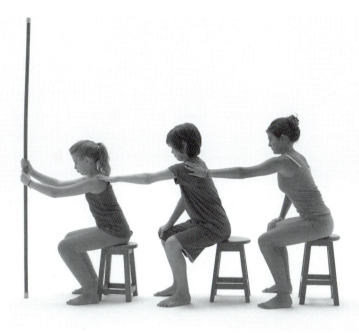

▶ Crianças

Entre o repertório de movimentos reflexos do recém-nascido está o espreguiçar. Esse movimento, observado desde a vida intrauterina, ganha força no espaço aéreo fora do útero. O bebê expande e contrai o corpo globalmente, estica os braços e as pernas, abre a boca esboçando um bocejo, leva as mãos ao rosto e depois parece reencontrar o conforto em uma posição neutra. Nós, adultos, observamos encantados!

O espreguiçar permanece como possibilidade de movimento espontâneo por toda a vida. Porém, esse saudável espichar-se, genuíno desejo de alongamento, pode perder-se ao longo da existência, muitas vezes já na primeira infância.

Todo movimento reflexo precisa encontrar lugar na cultura na qual o indivíduo está inserto. Mais do que simplesmente copiar o adulto, a criança pequena mimetiza os gestos dos pais, dos avós e dos cuidadores.

Em nossa cultura, espreguiçar está associado à preguiça, ao tédio e ao desinteresse. Não é bem-visto nos ambientes sociais nem faz parte das regras da boa educação. Espreguiçar à mesa ou na sala de aula é algo impensável. Sobra mesmo o espaço íntimo do quarto ao acordar (felizes aqueles que o fazem) e do sofá da sala de casa. E só.

Observo que as crianças que estudam pela manhã ou realizam atividades muito cedo logo perdem esse hábito. Não dá tempo. Não há tempo. Ninguém faz. Só o gato e o cachorro, e é bom copiá-los!

Expandir e contrair o corpo de maneira sinuosa, alongar-se em várias direções, ao contrário de expressar simplesmente preguiça, tem a função fisiológica de despertar os músculos e as articulações. Trata-se de uma massagem motora, um banho no sistema nervoso que possibilita a retomada da atenção e, portanto, do estado de concentração e vigília.

Entendo que quando uma criança ou adolescente se espreguiça na sala de aula o gesto pode parecer desrespeitoso. Por isso, sugiro o seguinte: na escola, com crianças pequenas, cada vez que um aluno inicie esse movimento – e desde que o professor entenda ser adequado –, estender o convite ao grupo num grande espreguiçar. É bom lembrar que o movimento espontâneo é contagiante, vide o bocejo.

Às crianças maiores (ensino fundamental I e II), sugiro uma pausa de cinco minutos a cada duas horas de aula e o convite para o espreguiçar coletivo acompanhado de sons e movimentos livres. Garanto que o fôlego para "encarar a matéria" e a concentração aumentam! Em casa, para todas as faixas etárias, sugiro um cotidiano com mais convívio íntimo, mais tempo de "pijama familiar".

Finalizo dizendo que a fisiologia do adulto é diferente da da criança e do adolescente. O adulto precisa de técnicas de alongamento, de posturas corretas, de tempos mais longos nas posições para distender determinados músculos e articulações. Já para a criança saudável, a noção de exercício físico específico, seguindo o modelo adulto, parece-me estranha. A criança precisa brincar, experimentar seu corpo globalmente, explorar diversos movimentos, realizar o desejo de expandir-se, expressar-se por meio do movimento e ter tempo livre.

André Trindade
Psicólogo formado pela Pontifícia Universidade Católica de São Paulo (PUC- SP) e psicomotricista formado pelo Centro de Cadeias GDS – Bélgica

Bebês e crianças não são adultos em miniatura. As características anatômicas e fisiológicas dos bebês, das crianças e dos adolescentes até o fim de seu crescimento são diferentes. Seu corpo se desenvolve a partir de uma anatomia dinâmica e funcional em resposta às solicitações diárias e de acordo com as etapas do desenvolvimento neuropsicomotor característico das diferentes faixas etárias.

Exemplo disso são as curvas da coluna vertebral. Nascemos apenas com as curvas da coluna torácica e sacral. As da coluna cervical e lombar formam-se em virtude dos estímulos dos movimentos e posturas dos bebês ao longo de sua evolução.

Com musculatura menos fibrosa que a dos adultos e com os ossos ainda em formação, parte do esqueleto infantil é composta por cartilagem, o que o torna mais maleável. Encurtamento muscular e falta de flexibilidade definitivamente não fazem parte das dificuldades enfrentadas por bebês e crianças saudáveis. Em contrapartida, caso deparemos com tais dificuldades, devemos encaminhá-los para avaliação e tratamento com profissionais especializados.

Entre 4 e 5 anos, em média, a criança começa a apresentar certas restrições em relação ao alongamento muscular. Talvez pelo fato de, precocemente, permanecerem cada vez mais na postura sentada por longos períodos, hoje encontramos restrições também em crianças mais novas.

Se não o exercício, o movimento é essencial para a saúde global nessa faixa etária, constituindo-se em um instrumento de organização motora e psíquica da criança. Não se podem substituir as horas de brincadeiras e atividades físicas por outras que solicitem uma permanência exagerada em posturas estáticas.

Pesquisas comprovam que crianças corporalmente ativas têm mais chances de se tornar adultos ativos. Que dizer dos bebês que hoje em dia têm como estímulo apenas aparelhos eletrônicos?

Se o bebê e a criança necessitam do movimento para desenvolver integralmente seu organismo, de que forma isso se dará nos bebês atuais, criados sentadinhos por horas a fio, estimulados por imagens, histórias e jogos virtuais?

É preciso bom senso. Não somos contra a tecnologia, mas contrários ao excesso desse tipo de exposição. Para a Academia Americana de Pediatria e a Sociedade Canadense de Pediatria, o uso de equipamentos como celular e *tablets* deve ser restrito. Segundo esses órgãos, crianças de até 2 anos não devem ser expostas à tecnologia; crianças entre 3 e 5 anos devem ser limitadas a uma hora de exposição por dia; e crianças e adolescentes de 6 a 18 anos devem utilizar eletrônicos somente duas horas por dia.

Outra questão do desenvolvimento infantil, geralmente considerada de origem muscular, é a chamada dor de crescimento, que em geral acomete as pernas. Porém, algumas crianças não conseguem identificar exatamente o local da dor e outras sentem uma dor itinerante (cada vez num local). O problema acomete cerca de 25% dos pequenos, incidindo igualmente em ambos os gêneros, e pode variar de intensidade. Quase sempre, surge no fim da tarde ou à noite.

O quadro descrito nessas circunstâncias é sempre o mesmo: a criança brinca normalmente, corre, pula, joga bola, desempenha suas atividades físicas diárias sem problemas e, de repente, a dor aparece sem explicação. Sua duração é variável e, na maioria dos casos, melhora espontaneamente.

Alguns profissionais acreditam que a dor de crescimento é causada por um desequilíbrio no ritmo de crescimento entre osso, tendões e músculos, e muitos sugerem a massagem local e o alongamento muscular para aliviar o desconforto e a dor. O fato é que não há comprovação científica de que essa seja de fato a causa do problema, que pode ter origem multifatorial. E, como toda a dor, merece avaliação médica.

A seguir, apresentaremos uma série de alongamentos, correções posturais e sugestões de exercícios e atividades adaptados ao contexto do universo infantil.

Atenção: é preciso considerar as fases evolutivas do desenvolvimento infantil para planejar atividades e exercícios adequados, evitando exigir ações e respostas precoces.

Crianças de 3 a 6 anos

O caráter lúdico deve estar presente nas atividades promovidas nessa fase da infância. Além disso, o movimento é um meio rico de socialização, sendo por isso interessante promover atividades em grupo.

As propostas têm de ser dinâmicas, evitando-se exercícios que exijam a permanência em posturas estáticas.

O exercício pelo exercício não tem significado para as crianças. Os menores adoram imitar animais e exercícios de representação com o corpo, como a cestinha, o barco, a vela, o sapo e a borboleta.

Crianças pequenas devem explorar seus movimentos de forma lúdica e dinâmica.

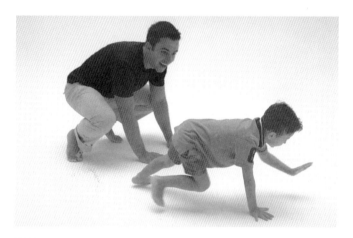

FIGURAS 77A E 77B

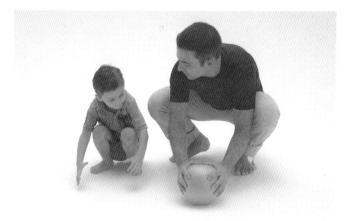

As crianças menores precisam da referência de um adulto para construir seus padrões de movimento. O aspecto afetivo é fundamental para que a experiência motora seja registrada de forma positiva pela criança.

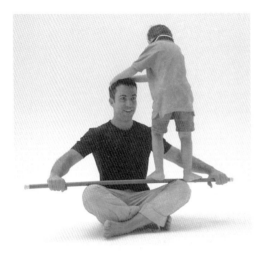

FIGURAS 78A E 78B

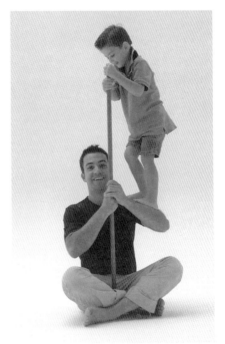

ALONGAMENTO E POSTURA

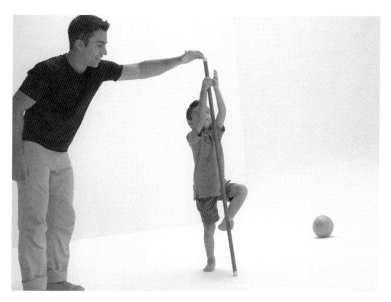

FIGURAS 79A E 79B

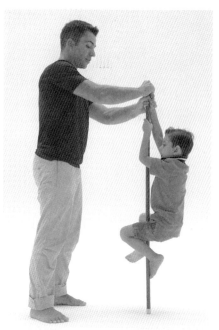

Os desafios devem fazer parte das atividades físicas. Ao mesmo tempo que brincam, as crianças desenvolvem capacidades como equilíbrio, coordenação, controle motor, além de atitudes como a coragem.

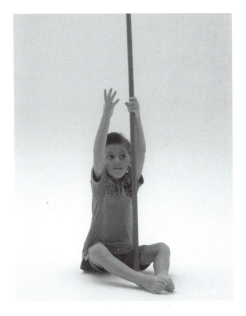

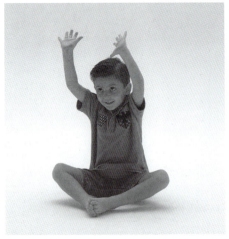

FIGURAS 80A E 80B

As correções devem ser adaptadas a cada faixa etária, levando-se em consideração a fase do desenvolvimento dos indivíduos.

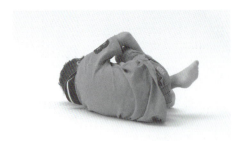

FIGURA 81

Atenção: crianças também precisam de pausas, descansos e posturas que favoreçam o recolhimento e a concentração.

Crianças de 6 a 12 anos

Nessa fase, as crianças começam a aprimorar o controle motor e adoram desafios! Costumamos utilizar objetos durante os exercícios a fim de enriquecer o trabalho, prender a atenção da criança na proposta e tornar a atividade prazerosa. É preciso cuidado e atenção, pois nessa etapa surgem alterações musculoesqueléticas, em geral causadas por maus hábitos posturais.

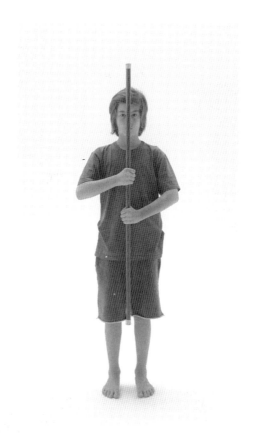

FIGURA 82

Organizar a coluna vertebral a partir do eixo central é a base para uma boa postura. Tal eixo pode ser trabalhado partindo-se de uma linha imaginária (linha mediana) que vai da cabeça ao chão. A postura inicial para todos os exercícios deve se basear nesse alinhamento.

Veremos a seguir uma sequência de movimentos que estimulam os ajustes na postura sentada e o alinhamento da coluna vertebral. O exercício é dinâmico, sendo a flexão da articulação dos quadris, junto com o alinhamento da coluna, fundamental para que nos sentemos de modo adequado.

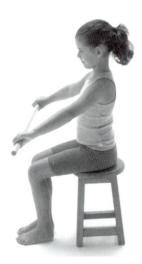

FIGURA 83A – **Certo:** membros inferiores, pelve e coluna alinhados. Ombros encaixados e olhar à frente.

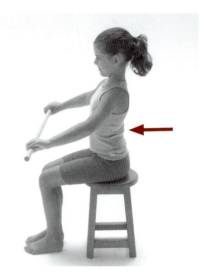

FIGURA 83B – **Errado:** aumento da lordose lombar.

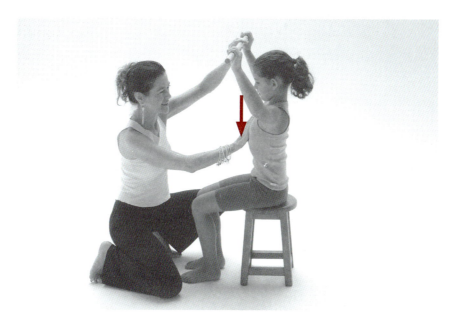

FIGURA 84 – As correções devem ser feitas informando à criança o sentido correto da organização postural.

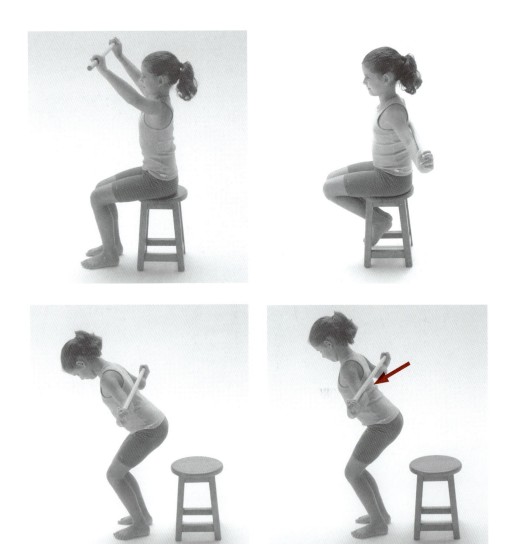

FIGURAS 85A, 85B, 85C E 85D – Com membros inferiores, pelve e coluna alinhados, elevar os braços permanecendo com os ombros encaixados e o olhar à frente. Em seguida, passar o bastão para trás, deixando apoiado na região torácica, e levantar do banquinho, mantendo a flexão do quadril e a coluna alinhada.

Cuidado para não aumentar a lordose lombar nem retificar a curva torácica!

Alongamento dos adutores do quadril, do quadrado lombar, do latíssimo do dorso, do deltoide posterior, dos romboides e do trapézio (região interna da coxa e posterolateral do tronco e dos braços)

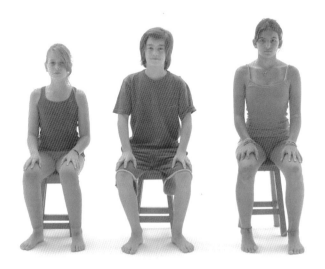

FIGURAS 86A E 86B – Manter o afastamento lateral das pernas, bem como membros inferiores, pelve e coluna alinhados, ombros encaixados e olhar à frente. Cuidado para não elevar os ombros.

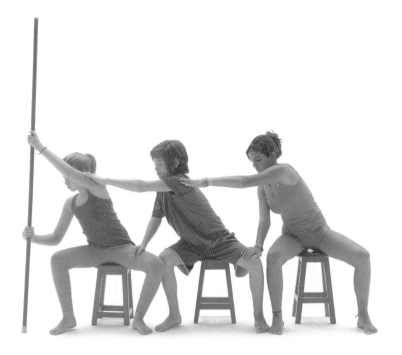

Alongamento dos isquiotibiais e do tríceps sural (região posterior da coxa e panturrilha)

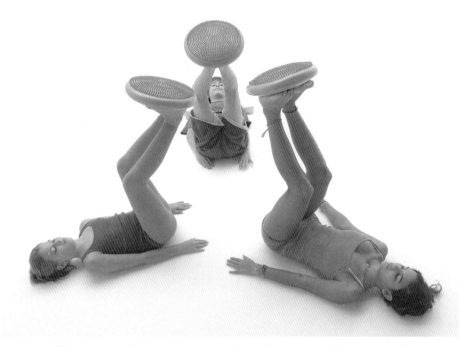

FIGURA 87 – Com membros inferiores, pelve e coluna alinhados, equilibrar a prancha com os pés mantendo os tornozelos flexionados (dorsiflexão). Cuidado para não elevar a pelve. Se necessário, usar um apoio na cabeça. Manter a postura de 20 a 30 segundos e relaxar.

A seguir, uma variação de exercício para a mesma musculatura, num alongamento dinâmico.

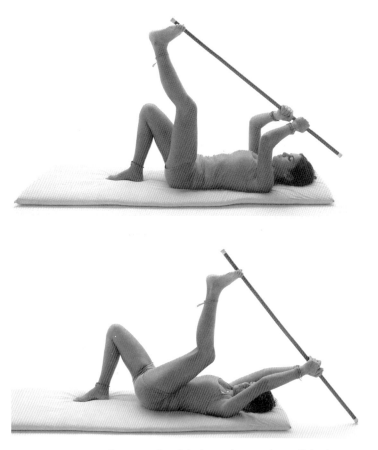

FIGURAS 88A E 88B – Com membro inferior, pelve e coluna alinhados, encaixar o bastão entre o dedão e o segundo dedo mantendo o tornozelo em flexão (dorsiflexão). Levar a perna para trás, direcionando a ponta do bastão para o chão, e voltá-la até a altura do outro joelho. Repetir o movimento 12 vezes e descansar. Se necessário, usar um apoio na cabeça.

Agachamento em dupla

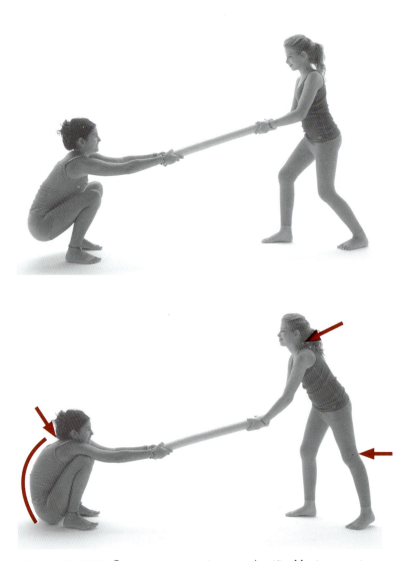

FIGURAS 89A E 89B – Segurar o espaguete ou um bastão. Manter a postura de agachamento com membros inferiores alinhados e coluna em postura de descompressão. É importante que a criança agachada exerça pressão dos pés contra o chão e não solte seu peso em direção ao solo. A criança que está em pé deve manter membros inferiores, pelve e coluna alinhados e os ombros encaixados.

Alongamento dos adutores (região interna da coxa)

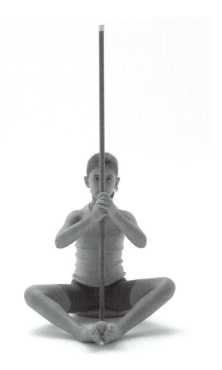

FIGURAS 90A E 90B – Com membros inferiores, pelve e coluna alinhados, manter o eixo vertical. Brincar com a criança sobre a má postura parece fundamental. Ao mesmo tempo que se diverte, ela registra a imagem como "esquisita", "engraçada" e "desajeitada". Depois disso, quase sempre ela anseia pela correção.

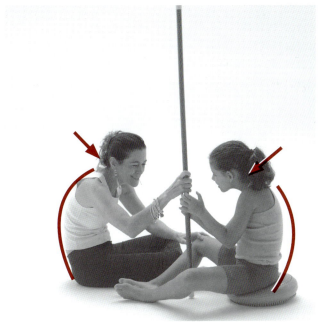

Alongamento dos fibulares (região lateral dos tornozelos)

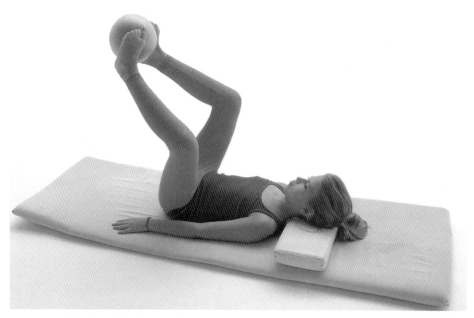

FIGURA 91 – Membros inferiores, pelve e coluna alinhados. Realizar a rotação lateral dos quadris, com a pelve apoiada no solo, os joelhos flexionados e a bola entre os pés. Sustentar a posição por 20 segundos e descansar. É preciso que ocorra a inversão dos tornozelos.

Alongamento dos peitorais (região peitoral)

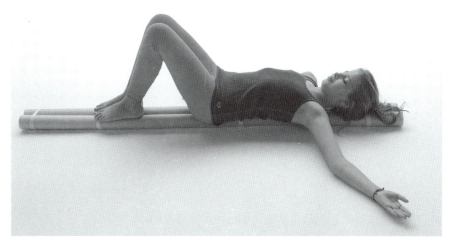

FIGURA 92 – Deitar sobre dois espaguetes presos com elásticos ou fita adesiva, mantendo os pés apoiados neles. Com membros inferiores, pelve e coluna alinhados, apoiar o braço direito no chão, ao longo do corpo, alongar o braço esquerdo e encaixar o ombro esquerdo.

Postura global de extensão

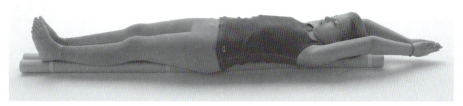

FIGURA 93 – Deitar sobre dois espaguetes, com as pernas estendidas e os braços elevados e estendidos, mantendo-se na posição por 15 segundos.

> Os exercícios realizados sobre os espaguetes estimulam a capacidade de equilíbrio e propriocepção.

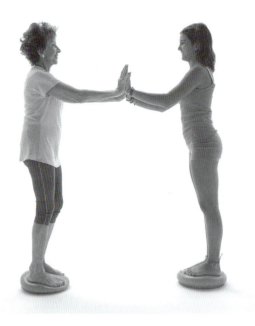

▶ Idosos

Assim como em outros países em desenvolvimento, no Brasil, legalmente, a partir dos 60 anos o indivíduo é considerado idoso. Ainda não se encontrou um termo menos assustador. Nomes como "melhor idade", entre outros, tentam amenizar o choque de quem está nessa faixa etária, incluindo eu mesma. Esquecemos que o fato de envelhecer é uma dádiva. Em Angola, por exemplo, não existem idosos: morre--se antes. Partindo do pressuposto de que iremos viver muito, precisamos estar bem, sendo a atividade física apresentada pelos autores fundamental para mantermos a longevidade do sistema musculoesquelético. "Alongamento" é um termo conhecido e genérico. Sua vantagem é estar associado a algo que precisa ser feito por todos, seja pelo indivíduo comum, seja por um atleta de alto rendimento. E mais, precisa ser feito por toda a vida! Neste capítulo, os exercícios preconizados para nossa faixa etária vão muito além do simples alongamento. Todos os movimentos preservam as articulações e valorizam a consciência corporal. Sua prática diária age em três níveis: terapêutico, preventivo e educativo. Assim, funcionam como coadjuvante terapêutico, previnem lesões e ensinam uma boa postura. Eu recomendo.

Maria Emília Mendonça
Educadora somática, mestre em Educação e doutora em Psicologia Clínica pela Pontifícia Universidade Católica de São Paulo (PUC-SP), pós-graduada em Gerontologia pela Unidade de Ensino Albert Einstein

O crescimento da população idosa é um fenômeno mundial, e nosso país encontra-se em pleno processo de envelhecimento. Tal mudança demográfica deriva de dois fatores: diminuição da taxa de natalidade e redução da taxa de mortalidade, o que significa aumento de expectativa de vida. Estimativas apontam que, até 2025, teremos mais de 30 milhões de idosos. Precisamos investir cada vez mais na busca e na manutenção de um estilo de vida saudável, a fim de envelhecer bem.

Mas o que significa isso? E como fazê-lo, já que por muitos anos o processo de envelhecimento esteve ligado aos aspectos negativos do ciclo de vida humana? Quantas pessoas ainda associam a velhice à degeneração dos órgãos e ao declínio das funções inexoráveis ao tempo?

No entanto, estudos recentes comprovam que envelhecer bem é possível. Pesquisas na área da gerontologia vêm mudando a ideia de que o envelhecimento está diretamente associado com a deterioração do organismo. Hoje, ele é visto como um estágio do ciclo vital tão importante quanto qualquer outro, com suas virtudes e desafios. Na literatura atual, encontramos termos como "envelhecimento ativo" e "envelhecimento bem-sucedido" para definir o processo.

O conceito de envelhecimento bem-sucedido gera debates entre os profissionais especializados, mas vale a pena apresentá-lo. Segundo Teixeira e Neri (2008), o envelhecimento bem-sucedido aproxima-se de um princípio organizacional para alcance de metas que ultrapassa a objetividade da saúde física, expandindo-se em um *continuum* multidimensional. A ênfase recai sobre a percepção pessoal das possibilidades de adaptação às mudanças advindas do envelhecimento e de condições a ele associadas.

Nessa abordagem, consideram-se os aspectos positivos da velhice e o potencial para o desenvolvimento, tais como: capacidade para o aprendizado; funcionalidades que se mantêm com estímulos adequados; plasticidade e capacidade de adaptação; bem-estar físico, mental e emocional, entre outros.

Atitudes preconceituosas em relação à velhice determinam práticas sociais que ainda hoje contribuem para a manutenção de ideias discriminatórias, preconceituosas e paternalistas sobre os idosos, o que muitas vezes os impede de reconhecer suas potencialidades.

Na área da saúde física, sobretudo nas alterações relativas ao sistema musculoesquelético como perda da massa óssea e da massa muscular, boa parte dos problemas pode ser atenuada caso o indivíduo mantenha-se ativo regularmente ao longo da vida.

Recentemente, um estudo da National Strength and Conditioning Association – associação norte-americana que se dedica a temas como força e condicionamento – sobre as condições viscoelásticas dos músculos e das fibras de colágeno nos idosos demonstrou que há uma alteração na capacidade de estiramento dos tecidos, favorecendo a rigidez. Nesses casos, a prática regular do alongamento auxilia no ganho da flexibilidade e colabora na manutenção da amplitude de movimento nas articulações.

Vale lembrar que, para as mulheres, o climatério representa uma fase de alterações na capacidade de estiramento dos tecidos devido à baixa hormonal.

Outro fator que impacta de forma negativa a qualidade de vida do idoso, a incontinência urinária, em muitos casos pode ser controlado com exercícios específicos para a musculatura da região do períneo.

O fato é que médicos de diferentes especialidades recomendam a atividade física para prevenir uma série de doenças degenerativas e crônicas, responsáveis pelas principais causas de mortalidade, como hipertensão arterial, diabetes e obesidade.

É interessante notar que alguns idosos reconhecem que encolheram, isto é, diminuíram de estatura com o passar dos anos. Isso se deve ao desgaste dos discos intervertebrais, que reduz o comprimento da coluna vertebral. Também colaboram para isso a ação da gravidade na coluna dorsal e a "descida" das costelas inferiores em direção aos ilíacos, o que exerce pressão sobre as vísceras e causa distensão abdominal. Nesses casos, os exercícios de fortalecimento e alongamento muscular são recomendados para prevenir e corrigir o problema.

Pelo fato de o movimento ser a integração de vários sistemas, entre motor e nervoso, seus benefícios se estendem para funções como memória, atenção e concentração, entre outras. Estudo publicado em março de 2015 pela Sociedade Americana de Neurologia demonstrou que a prática de exercícios físicos regulares pelos idosos pode prevenir dificuldades de movimento causadas por microlesões cerebrais comuns ao processo de envelhecimento.

A prática de atividades físicas também tem impacto positivo na vida

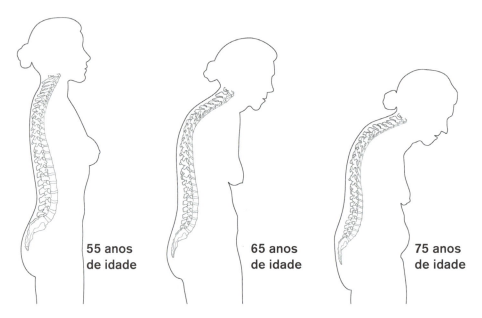

FIGURA 94 – **As modificações da coluna a partir dos 55 anos.**

social dos idosos. Contudo, se realizada indiscriminadamente e/ou sem orientações adequadas, pode provocar lesões. Por isso, cuidados especiais durante as atividades físicas dessa população são fundamentais para evitar riscos em estruturas que já podem estar desgastadas. Nesses casos, as atividades acentuam e antecipam os processos degenerativos comuns a pessoas de idade mais avançada.

> Os exercícios de alongamento, o tempo de permanência e a amplitude de movimento nos idosos devem ser estabelecidos de acordo com as capacidades individuais de cada um. Apresentamos a seguir exercícios de mobilização e de alongamento. Os primeiros são primordiais para a manutenção da amplitude de movimento articular e da flexibilidade, devendo ser associados ao trabalho de alongamento muscular.

Lembramos que fatores como capacidade individual, equilíbrio, força, alongamento e compreensão cognitiva, entre outros, devem ser considerados na seleção e na execução dos exercícios.

Mobilização do quadril

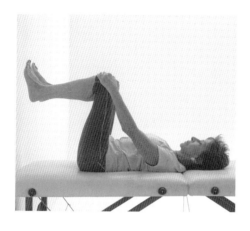
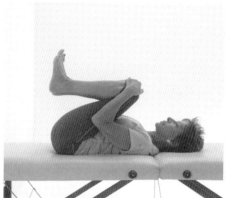
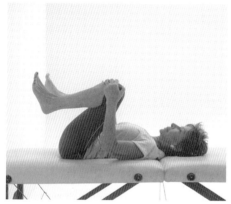
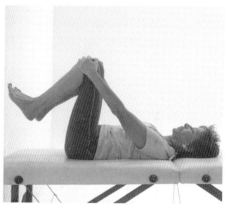

FIGURAS 95A, 95B, 95C E 95D – Com membros inferiores, pelve e coluna alinhados, aproximar os joelhos do abdome, apoiar as mãos neles e realizar movimentos circulares na articulação do quadril no sentido horário e anti-horário. Repetir os movimentos oito vezes para cada direção. Cuidado para não tracionar excessivamente os joelhos contra o tronco, perdendo o apoio da pelve. Não elevar os ombros.

Alongamento dos adutores (região interna da coxa)

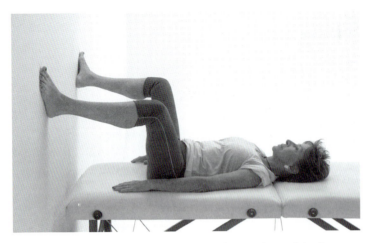

FIGURA 96A – **Certo:** membros inferiores, pelve e coluna alinhados. Joelhos em flexão a 90°.

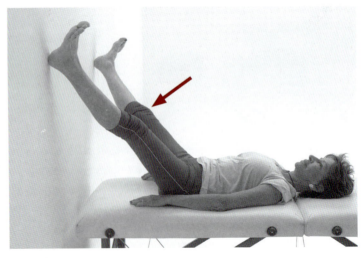

FIGURA 96B – **Errado:** joelhos em extensão.

Mobilização do joelho

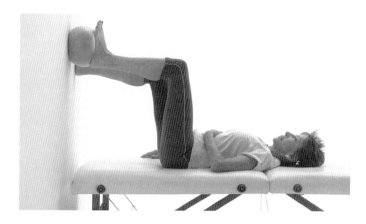

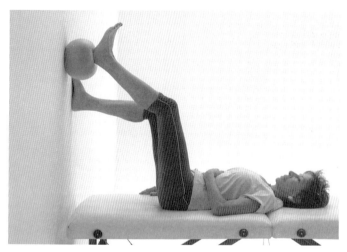

FIGURAS 97A, 97B E 97C – Com membros inferiores, pelve e coluna alinhados, apoiar o pé na bola e realizar um rolamento de cima para baixo. Repetir lentamente o movimento dez vezes, sem perder o contato do pé com a bola.

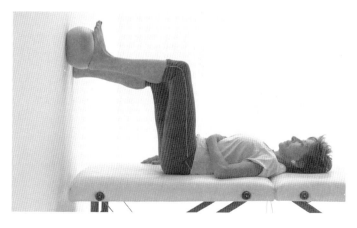

Mobilização dos ombros

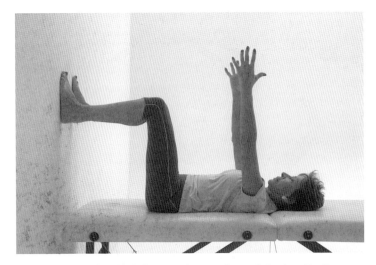

FIGURA 98 – **Membros inferiores, pelve e coluna alinhados. Realizar movimentos circulares com os braços (circundação). O exercício deve ser feito primeiro de um lado e depois do outro. Repetir lentamente oito vezes em cada lado, cuidando para não elevar os ombros.**

Mobilização e ativação dos dedos

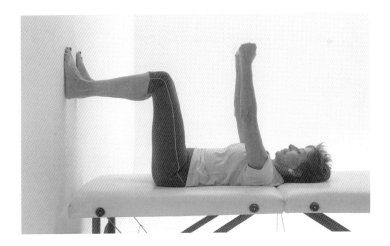

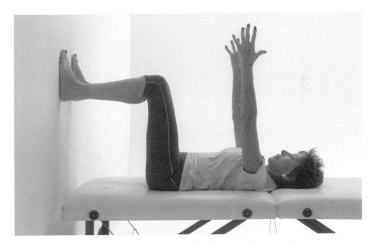

FIGURAS 99A E 99B – Com membros inferiores, pelve e coluna alinhados, abrir e fechar os dedos em movimentos rápidos por dez segundos. Descansar e repetir três vezes. Não elevar os ombros.

Alongamento da musculatura paravertebral (região posterior do tronco)

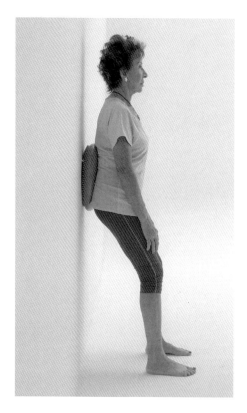

FIGURAS 100A E 100B – **Membros** inferiores, pelve e coluna alinhados. Com os pés afastados da parede e joelhos flexionados, manter o apoio da região lombar no material (aqui, um disco de propriocepção). Iniciar o enrolamento da coluna a partir da cabeça e descer lentamente em direção ao solo. Permanecer dez segundos na posição e voltar aos poucos. Não elevar os ombros durante o movimento.

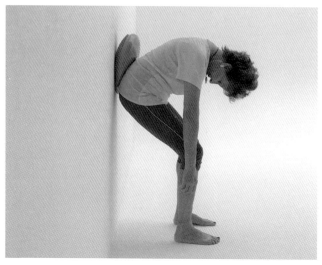

ALONGAMENTO E POSTURA 139

Mobilização dos ombros

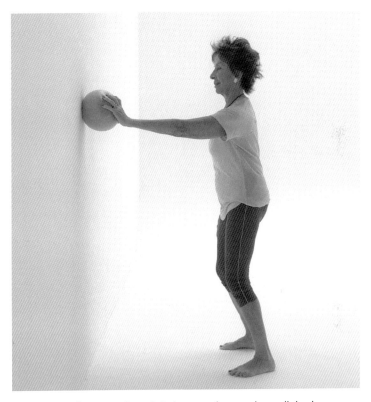

FIGURA 101 – Com membros inferiores, pelve e coluna alinhados, apoiar uma bola na parede na altura dos ombros e desenhar a forma do infinito (número 8 na horizontal) com ela. Sem elevar os ombros e mantendo o olhar à frente, repetir devagar oito vezes de cada lado.

Mobilização do quadril

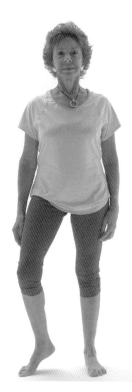

FIGURA 102 – Membros inferiores, pelve e coluna alinhados. Olhar à frente. Manter o peso na perna de apoio (esquerda) e fazer movimentos suaves de rotação lateral e medial do quadril direito sem desalinhar a pelve. Realizar o exercício por 15 segundos. Se necessário, apoiar a mão do mesmo lado que a perna de base na parede para auxiliar no equilíbrio.

ALONGAMENTO E POSTURA 141

Mobilização dos ombros em dupla

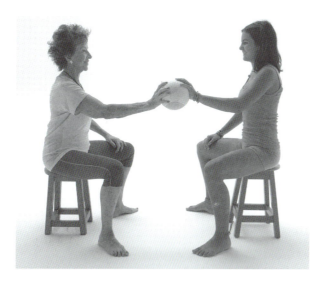

FIGURAS 103A E 103B

Atenção: embora os exercícios devam adaptar-se às singularidades dos praticantes, a integração entre grupos da mesma faixa etária e entre as diferentes faixas etárias é uma experiência enriquecedora, que deve ser estimulada.

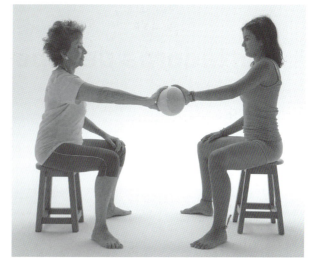

Neste exercício realizado em dupla, membros inferiores, pelve e coluna devem permanecer alinhados. Mantendo o olhar à frente, fazer movimentos de rotação lateral e medial com o braço. Não elevar os ombros.

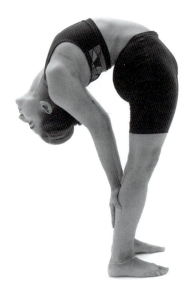

▶ Portadores de hipermobilidade articular

A Síndrome de Hipermobilidade Articular (SHA) e a Síndrome de Ehlers-Danlos são doenças do tecido conjuntivo que se caracterizam por queixas de dor crônica recorrente, complicações de instabilidade articular e alterações de partes moles que podem comprometer músculos, pele e tecidos subcutâneos. Queixas como dores miofasciais musculares, disfunção de sono, fadiga e cefaleia também são comuns. Alterações na produção de colágeno podem ainda afetar vísceras, vasos e órgãos. Apesar de triviais em clínicas de dor, tais síndromes em geral são subdiagnosticadas e tratadas de forma inadequada. Em virtude dos sintomas e disfunções relacionados à dor crônica e à incapacidade funcional, os pacientes são abordados apenas sintomaticamente, não havendo planejamento para prevenir recorrências e/ou agravamento das manifestações. Em alguns casos, os pacientes desenvolvem fibromialgia associada, o que resulta em intervenções restritas ao alívio sintomático e insatisfatório. Em suma, falta racionalidade quanto à real fisiopatologia dessas afecções.

Em geral, os sintomas surgem entre os 20 e os 30 anos de idade, comprometem o esqueleto axial e os membros e, não raro, geram dores muitas vezes tachadas de dores de crescimento, psicossomáticas ou simplesmente relacionadas ao estresse crônico. Seus portadores costumam ser esportistas ou atletas com flexibilidade acima do normal, e se orgulham de realizar facilmente exercícios e alongamentos. Por outro lado, como há alterações de propriocepção e pouca massa muscular, é comum a ocorrência de lesões crônicas tendíneas, ligamentares e musculares, assim como o surgimento de osteoartrites precoces. Há ainda um componente genético, com outros membros da família com dores crônicas de coluna, osteoartrites de quadril e joelho, cefaleias, dores generalizadas etc.

Os tratamentos visam melhorar os sintomas de dor crônica e a percepção espacial do corpo, além de reverter estímulos nervosos prejudiciais à saúde. Procuram, ainda, tratar as síndromes dolorosas miofasciais, diminuir as síndromes de impacto e as osteoartrites e, por fim, prevenir recorrências, melhorando a qualidade de vida do paciente. Entre as principais estratégias de tratamento estão: estímulo do controle motor, incentivo ao movimento corporal mais harmonioso e à melhora da massa muscular, adequação da marcha, correção de assimetrias e estabilização das instabilidades articulares.

Como a SHA é bastante subdiagnosticada e subtratada, é com satisfação e orgulho que escrevo esta pequena introdução. Por ser fundamental disseminar os conhecimentos quanto ao modo adequado e correto de realizar exercícios em seus portadores, convido todos os leitores a se aprofundar neste belíssimo capítulo.

Lin Tchia Yeng

Médica fisiatra e especialista em dor
Coordenadora do Grupo de Dor de
Lombalgia do Instituto de Ortopedia e
Traumatologia
Membro do Centro de Dor do HC-FMUSP

Podemos observar nas academias, nos centros de reabilitação e até mesmo em pessoas próximas à nossa convivência indivíduos que parecem possuir um talento especial para alongar seus músculos exibindo uma facilidade extrema para executar posturas que normalmente seriam difíceis para a maioria das pessoas comuns.

Em geral, esses indivíduos possuem uma alteração do tecido conjuntivo (tecidos orgânicos responsáveis por unir, ligar e sustentar os outros tecidos) em uma ou mais articulações. É o que chamamos de Hipermobilidade Articular. Essa facilidade em alongar o corpo está relacionada a uma frouxidão dos ligamentos e não necessariamente ao comprimento do músculo.

Encontramos muitos indivíduos com essa característica que se tornam iogues, ginastas olímpicos, capoeiristas, bailarinos, contorcionistas e atletas circenses; ou então nos locais que desenvolvem atividades que exigem uma amplitude de movimento acima do que normalmente estamos habituados.

A frouxidão dos tecidos ligamentar, articular e conjuntivo ocorre devido a uma alteração do colágeno (proteína que confere suporte e resistência aos tecidos). Essa alteração pode ser localizada em apenas uma articulação ou, em alguns casos, generalizada (em diversas articulações). Nessas situações, os indivíduos podem apresentar sintomas musculoesqueléticos como dor e instabilidade articular. Quando isso acontece, damos o nome de Síndrome de Hipermobilidade Articular. Essa frouxidão pode ocorrer inclusive nos tecidos que envolvem as vísceras.

A Síndrome de Hipermobilidade Articular possui forte componente genético e também pode ser adquirida até certo ponto nas articulações que são extremamente forçadas na execução dos movimentos além da amplitude fisiológica ao longo dos anos.

Como saber se você é hipermóvel?

Alguns testes e escalas servem de parâmetro para avaliar se o indivíduo apresenta hipermobilidade articular, entre eles uma avaliação simples conhecida como teste de Beighton. Obtendo quatro dos nove pontos totais (dedão bilateral: 2 pontos; dedinho bilateral: 2 pontos; cotovelos bilateral: 2 pontos; joelhos bilateral: 2 pontos; e mãos no chão: 1 ponto), o indivíduo pode ser classificado como hipermóvel. Vale lembrar que o teste é apenas parte de uma avaliação clínica; para que se confirme o diagnóstico, é preciso passar por um exame médico.

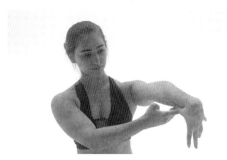

FIGURA 104A – **Extensão do polegar com flexão do punho (tocar o punho).**

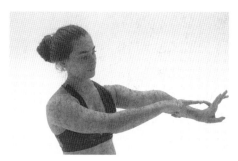

FIGURA 104B – **Hiperextensão dos dedos (maior que 90°).**

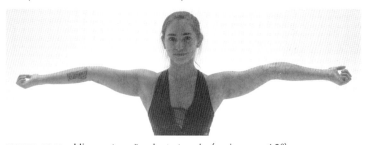

FIGURA 104C – **Hiperextensão do cotovelo (maior que 10°).**

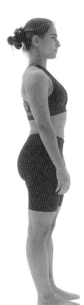

FIGURA 104D – **Hiperextensão dos joelhos (maior que 10°).**

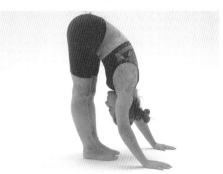

FIGURA 104E – **Palma da mão toca o chão.**

A hipermobilidade em crianças e adolescentes também pode ser observada quando eles se sentam com o joelho em "W".

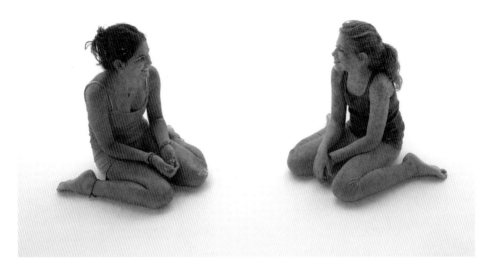

FIGURA 105

Nesses casos, eles devem ser orientados a modificar a postura para que, com o tempo, seu sistema musculoesquelético não sofra desgastes e lesões.

Efeitos da hipermobilidade

Os ligamentos funcionam como alerta para o sistema nervoso central, estando entre seus principais atributos o de enviar informações de contração para os músculos toda vez que a articulação está em posição desfavorável. Por exemplo: quando esticamos muito os joelhos para trás ao ficar parados numa fila, o comando enviado pelos receptores dos ligamentos ao cérebro produz como resposta a contração de alguns músculos. Estes, ao se contraírem, modificam a posição da articulação para evitar lesões e microtraumas. No caso do hipermóvel, os ligamentos não enviam tais informações.

A alteração na composição dos ligamentos e sua consequente frouxidão geram instabilidade articular e uma atividade muscular alterada em torno da articulação. A falta de proteção articular com frequência gera, nesses indivíduos, torções, fadiga muscular, dores locais e generalizadas, estalos, ruídos, rigidez, instabilidade, descolamentos, parestesia, cansaço, sensação de desmaio, mal-estar e febre.

Orientações

Pesquisas recentes apresentam vários fatores que merecem destaque no tratamento da hipermobilidade, sendo a conscientização e a educação corporal os principais.

As técnicas adequadas visam à melhora do controle motor e à estabilidade articular. Os exercícios devem ser orientados por fisioterapeutas e educadores físicos especializados ou pela equipe de reabilitação para melhora e controle dos sintomas.

Alongar ou não alongar?

Há controvérsias. É fato que a facilidade de alongar decorre da frouxidão das estruturas ligamentares envolvidas na articulação, e não do alongamento dos músculos. Assim, os hipermóveis também podem ter encurtamentos musculares. E, por falta de informação, muitas vezes esses indivíduos são orientados a não se alongar. Porém, qualquer pessoa que apresente encurtamento muscular se beneficiará da prática do alongamento, desde que realizada adequadamente.

Estudo feito com crianças hipermóveis pelo periódico *Rheumatology* utilizou exercícios de ajuste postural (controle motor) para aumentar a estabilidade articular previamente à realização dos alongamentos. No estudo, os pacientes que realizaram esses exercícios tiveram mais benefícios em longo prazo.

Destacamos que não apenas o alongamento como toda e qualquer atividade física praticada por hipermóveis demandam cuidados especiais e ajustes posturais para que eles não ultrapassem o limite da amplitude articular fisiológica. Esses cuidados, que envolvem o controle motor, devem ser ensinados como método preventivo, a fim de proteger músculos e articulações de possíveis lesões.

Apresentaremos a seguir orientações e ajustes posturais que tornam o trabalho de alongamento em indivíduos hipermóveis um processo diferente e único. Ressaltamos que tais orientações devem ser adotadas de forma preventiva na educação física e de maneira sistemática na reabilitação e nos esportes de alta *performance*.

Alongamento dos adutores do quadril (região interna da coxa)

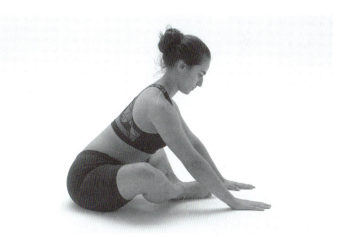

FIGURA 106A – **Certo:** membros inferiores, pelve e coluna alinhados. Joelhos desapoiados do chão, o que limita o ângulo da abdução e a rotação lateral da articulação dos quadris.

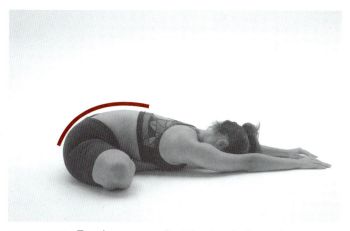

FIGURA 106B – **Errado:** tronco solto à frente e joelhos relaxados, o que aumenta a sobrecarga nos quadris.

Alongamento do quadríceps e dos flexores do quadril (região anterior da coxa e região da virilha)

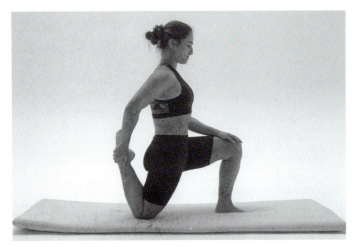

FIGURA 107A – **Certo:** membros inferiores, pelve e coluna alinhados. Ângulo de 90° no joelho da perna de apoio.

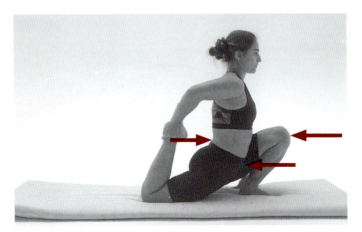

FIGURA 107B – **Errado:** excesso de flexão no joelho da perna de apoio e de extensão no quadril direito. Sobrecarga nos quadris e aumento da lordose lombar.

Alongamento dos isquiotibiais e do tríceps sural (região posterior da coxa)

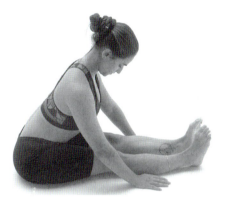

FIGURA 108A – **Certo:** membros inferiores, pelve e coluna alinhados. Tornozelos flexionados (dorsiflexão).

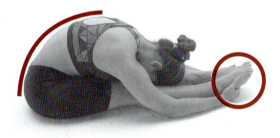

FIGURA 108B – **Errado:** tronco solto à frente, o que sobrecarrega a coluna, e tornozelos em flexão plantar (estendidos).

Alongamento dos isquiotibiais e do tríceps sural (região posterior da coxa e da perna)

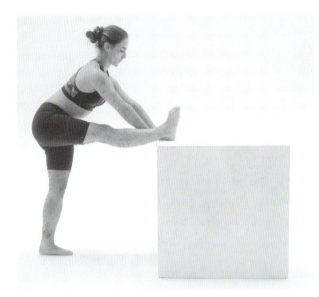

FIGURA 109A –

Certo: membros inferiores, pelve e coluna alinhados. Tornozelo flexionado (dorsiflexão).

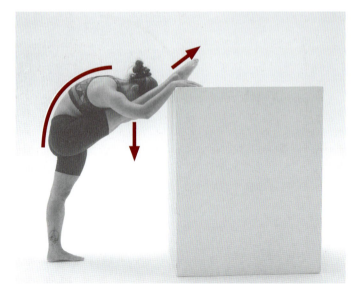

FIGURA 109B –

Errado: tronco solto à frente, o que sobrecarrega a coluna, e hiperextensão dos joelhos. Tornozelo direito em flexão plantar (estendido).

Alongamento dos glúteos e do piriforme (região glútea)

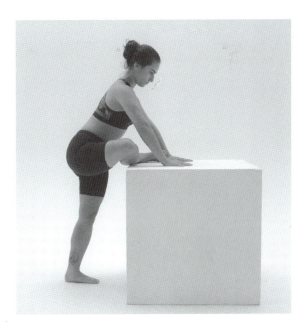

FIGURA 110A –
Certo: membros inferiores, pelve e coluna alinhados.

FIGURA 110B – **Errado:** hiperextensão do joelho da perna de apoio. Tronco solto à frente, o que sobrecarrega a coluna e a articulação do quadril (virilha).

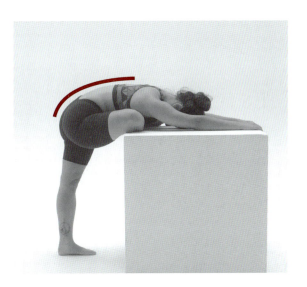

Referências

Brevíssima história do alongamento

ACHOUR JUNIOR, A. *Flexibilidade e alongamento: saúde e bem-estar.* Barueri: Manole, 2007.

MONTEIRO, G. de A. *Treinamento da flexibilidade: sua aplicabilidade para saúde.* Londrina: Midiograf, 2006.

Efeitos e benefícios do alongamento

ANDERSEN, J. C. "Stretching before and after exercise: effect on muscle soreness and injury risk". *Journal of Athletic Training*, v. 40, n. 3, 2005, p. 218-20.

BAY, R. *et al.* "Effect of combined psycho-physiological stretching and breathing therapy on sexual satisfaction". *BMC Urology*, 2013, p. 13-16.

BEHM, D. G. *et al.* "Flexibility is not related to stretch-induced deficits in force or power". *Journal of Sports Science and Medicine*, v. 5, 2006, p. 33-42.

FREDERIKSEN, H.; CHRISTENSEN, K. "The influence of genetic factors on physical functioning and exercise in second half of life". *Scandinavian Journal of Medicine & Science in Sports*, v. 13, n. 1, 2003, p. 9-18.

KAMIKAWA, Y. *et al.* "Passive repetitive stretching for a short duration within a week increases myogenic regulatory factors and myosin heavy chain mRNA in rats' skeletal muscles". *The Scientific World Journal*, 23 maio 2013.

KNUDSON, D. "The biomechanics of stretching". *Journal of Exercise Science & Physiotherapy*, v. 2, 2006, p. 3-12.

GUISSARD, N.; DUCHATEAU, J.; HAINAUT, K. "Mechanisms of decreased motoneurone excitation during passive muscle stretching". *Experimental Brain Research*, v. 137, n. 2, 2001, p. 163-69.

MCHUGH, M. P.; COSGRAVE, C. H. "To stretch or not to stretch: the role of stretching in injury prevention and performance". *Scandinavian Journal of Medicine & Science in Sports*, v. 20, n. 2, 2010, p. 169-81.

MILAZZOTTO, M. V.; CORAZZINA, L. G.; LIEBANO, R. E. "Influência do número de séries e tempo de alongamento estático sobre a flexibilidade dos músculos isquiotibiais em mulheres sedentárias". *Revista Brasileira de Medicina do Esporte*, v. 15, n. 6, 2009, p. 7-9.

ODUNAIYA, N. A.; HAMZAT, T. K.; AJAYI, O. F. "The effects of static stretch duration on the flexibility of hamstring muscles". *African Journal of Biomedical Research*, v. 8, 2005, p. 79-82.

RYAN, E. D. *et al.* "Viscoelastic creep in the human skeletal muscle-tendon unit". *European Journal of Applied Physiology*, v. 108, n. 1, 2009, p. 207-11.

SIMIC, L.; SARABON, N.; MARKOVIC, G. "Does pre--exercise static stretching inhibit maximal muscular performance? A meta-analytical review". *Scandinavian Journal of Medicine & Science in Sports*, v. 23, n. 2, 2013, p. 131-48.

SOBOLEWSKI, E. J.; RYAN, E. D.; THOMPSON, B. J. "Influence of maximum range of motion and stiffness on the viscoelastic stretch response". *Muscle & Nerve*, v. 48, n. 4, 2013, p. 571-77.

WITVROUW, E. *et al.* "The role of stretching in tendon injuries". *British Journal of Sports Medicine*, v. 41, n. 4, 2007, p. 224-26.

Alongamento e postura: integração corpo e mente

ALMEIDA, M. O. *et al.* "Conservative interventions for treating exercise-related musculotendinous, ligamentous and osseous groin pain (review)". *The Cochrane Database System Review*, 6 jun. 2013.

JOHANSON, M. *et al.* "Subtalar joint position during gastrocnemius stretching and ankle dorsiflexion range of motion". *Journal of Athletic Training*, v. 43, n. 2, p. 172-78.

LEE, J-H. *et al.* "The effect of scapular posterior tilt exercise, pectoralis minor stretching, and shoulder brace on scapular alignment and muscles activity in subjects with round-shoulder posture". *Journal of Electromyography and Kinesiology*, v. 25, n. 1, 2015, p. 107-14.

ROSARIO, J. L.; FOLETTO, A. "Comparative study of stretching modalities in healthy women: heating and application time". *Journal of Bodywork and Movement Therapies*, v. 19, n. 1, 2015, p. 3-7.

SHIN, G. *et al.* "Influence of knee angle and individual flexibility on the flexion-relaxation response of the low back musculature". *Journal of Electromyography and Kinesiology*, v. 14, n. 4, 2004, p. 485-94.

VAARBAKKEN, K. *et al.* "Lengths of the external hip rotators in mobilized cadavers indicate the quadriceps coxa as a primary abductor and extensor of the flexed hip". *Clinical Biomechanics (Bristol, Avon)*, v. 29, n. 7, 2014, p. 794-802.

VOELCKER-REHAGE, C.; NIEMANN, C. "Structural and functional brain changes related to different types of physical activity across the life span". *Neuroscience and Biobehavioral Reviews*, v. 37, 2013.

Corrida

ALENCAR, T. A. M. D. A.; MATIAS, K. F. S. "Princípios fisiológicos do aquecimento e alongamento muscular na atividade esportiva". *Revista Brasileira de Medicina do Esporte*, v. 16, n. 3, 2010.

BUIST, I. *et al.* "Predictors of running-related injuries in novice runners enrolled in a systematic training program: a prospective cohort study". *American Journal of Sports Medicine*, v. 38, n. 2, 2010, p. 273-80.

HECKMAN, J. J.; ICHIMURA, H.; TODD, P. E. "Matching as an econometric evaluation estimator: evidence from evaluating a job training programme". *The Review of Economic Studies*, v. 64, n. 4, 1997, p. 605-54.

SARAGIOTTO, B. T.; YAMATO, T. P.; LOPES, A. D. "What do recreational runners think about risk factors for running injuries? A descriptive study of their beliefs and opinions". *Journal of Orthopaedic and Sports Physical Therapy*, v. 44, n. 10, 2014, p. 733-38.

Dança

HINCAPIÉ, C. A.; MORTON, E. J.; CASSIDY, J. D. "Musculoskeletal injuries and pain in dancers: a systematic review". *Archives of Physical Medicine and Rehabilitation*, v. 89, n. 9, 2008, p. 1819-29.

REIFEL-SALTZBERG, J.; HONDZINSKI, J. M.; FLANDERS, M. "Humans adapt the initial posture in learning a whole-body kicking movement". *Neuroscience Letters*, v. 306, n. 1-2, 2001, p. 73-76.

WALLS, R. J. *et al.* "Overuse ankle injuries in professional Irish dancers". *Foot and Ankle Surgery*, v. 16, n. 1, p. 45-49.

Ioga

BROAD, William J. *A moderna ciência do yoga.* Rio de Janeiro: Valentina, 2013.

MICHALSEN, A.; KESSLER, C. "Science-based yoga – Stretching mind, body, and soul". *Forschende Komplementärmedizin*, v. 20, n. 3, 2013, p. 176-78.

POSADZKI, P.; ERNST, E. "Yoga for low back pain: a systematic review of randomized clinical trials". *Clinical Rheumatology*, v. 30, n. 9, 2011, p. 1257-62.

RODRIGUES, M. R. *et al.* (orgs.). *Estudos sobre o yoga.* São Paulo: Phorte, 2005.

SHERMAN, K. J. *et al.* "A randomized trial comparing yoga, stretching, and a self-care book for chronic low back pain". *Archives of internal Medicine*, v. 171, n. 22, 2012, p. 2019-26.

Crianças

DENYS-STRUYF, G. *Cadeias musculares e articulares – O método G.D.S.* São Paulo: Summus, 1995.

LEVIN, E. *A infância em cena – Constituição do sujeito e desenvolvimento psicomotor.* 4. ed. Petrópolis: Vozes, 1997.

PIRET, S.; BÉZIERS, M. *A coordenação motora – Aspecto mecânico da organização psicomotora do homem.* São Paulo: Summus, 1992.

RIBEIRO, C.; LIGGIERI, V. *De olho na postura – Cuide bem do seu corpo nas atividades do dia a dia.* São Paulo: Summus, 2010.

ROWAN, C. "10 reasons why handheld devices should be banned for children under the age of 12". *The Huffington Post* (online), 6 mar. 2014.

SAUNDERS, T. J.; CHAPUT, J-P.; TREMBLAY, M. S. "Sedentary behaviour as an emerging risk factor for cardiometabolic diseases in children and youth". *Canadian Journal of Diabetes*, v. 38, n. 1, 2014, p. 53-61.

SHUMWAY, A.; WOOLLACOTT, M. *Controle motor – Teorias e aplicações.* 3. ed. Barueri: Manole, 2010.

TAVANO, P. T. "Anatomia do recém-nascido e da criança: características gerais". Ensaios e Ciências: C. Biológicas, Agrárias e da Saúde, v. 12, n. 1, 2008, p. 63-75.

Idosos

ANTONIUCCI, J. M. *Capacidade funcional como fator preditivo de sobrevivência em idosos.* Dissertação – mestrado em Saúde Pública, Universidade Estadual Paulista, Botucatu (SP), 2013.

BARROS, R. D. B.; CASTRO, A. M. "Terceira idade: o discurso dos experts e a produção do 'novo velho'". *Estudos Interdisciplinares do Envelhecimento*, v. 4, 2002, p. 113-24.

ERIKSSON, P. S. *et al.* "Neurogenesis in the adult human hippocampus". *Nature Medicine*, v. 4, n. 11, 1998, p. 1313-17.

LIMA, A. M. M.; SILVA, H. S.; GALHARDONI, R.

"Envelhecimento bem-sucedido: trajetórias de um constructo e novas fronteiras". *Interface – Comunicação, Saúde, Educação*, v. 12, n. 27, 2008, p. 795-807.

LIMA-COSTA, M. F.; FIRMO, J. O. A.; UCHÔA, E. "A estrutura da autoavaliação da saúde entre idosos: projeto Bambuí". *Revista de Saúde Pública*, v. 38, n. 6, 2004.

LUEBBERDING, S.; KRUEGER, N.; KERSCHER, M. "Mechanical properties of human skin in vivo: a comparative evaluation in 300 men and women". *Skin Research and Technology*, v. 20, n. 2, 2014, p. 127-35.

TEIXEIRA, I.; NERI, A. "Envelhecimento bem-sucedido: uma meta no curso de vida". *Psicologia USP*, v. 19, n. 1, p. 81-94, 2008.

Portadores de hipermobilidade articular

BOOSHANAM, D. S. *et al.* "Evaluation of posture and pain in persons with benign joint hypermobility syndrome". *Rheumatology International*, v. 31, n. 12, 2010, p. 1561-65.

CASTORI, M. *et al.* "Management of pain and fatigue in the joint hypermobility syndrome (a.k.a. Ehlers-Danlos syndrome, hypermobility type): principles and proposal for a multidisciplinary approach". *American Journal of Medical Genetics Part A*, v. 158, n. 8, 2012, p. 2055-70.

CASTORI, M. *et al.* "Re-writing the natural history of pain and related symptoms in the joint hypermobility syndrome/Ehlers-Danlos syndrome, hypermobility type". *American Journal of Medical Genetics Part A*, v. 161, n. 12, 2013, p. 2989-3004.

EL-SHAHALY, H. A.; EL-SHERIF, A. K. "Is the benign joint hypermobility syndrome benign?" *Clinical Rheumatology*, v. 10, n. 3, 1991, p. 302-07.

ENGELBERT, R. H. H. *et al.* "Exercise tolerance in children and adolescents with musculoskeletal pain in joint hypermobility and joint hypomobility syndrome". *Pediatrics*, v. 118, n. 3, 2006, p. 690-96.

FERRELL, W. R. *et al.* "Amelioration of symptoms by enhancement of proprioception in patients with joint hypermobility syndrome". *Arthritis and Rheumathism*, v. 50, n. 10, 2004, p. 3323-28.

GRAHAME, R. "Joint hypermobility syndrome pain". *Current Pain and Headache Reports*, v. 13, n. 9, 2009, p. 427-33.

JUUL-KRISTENSEN, B. *et al.* "Inter-examiner reproducibility of tests and criteria for generalized joint hypermobility and benign joint hypermobility syndrome". *Rheumatology (Oxford)*, v. 46, n. 12, 2007, p. 1835-41.

KEER, R.; SIMMONDS, J. "Joint protection and physical rehabilitation of the adult with hypermobility syndrome". *Current Opinion in Rheumatology*, v. 23, n. 2, 2011, p. 131-36.

KEMP, S. *et al.* "A randomized comparative trial of generalized *vs* targeted physiotherapy in the management of childhood hypermobility". *Rheumatology (Oxford)*, v. 49, n. 2, 2010, p. 315-25.

NIJS, J.; AERTS, A.; DE MEIRLEIR, K. "Generalized joint hypermobility is more common in chronic fatigue syndrome than in healthy control subjects". *Journal of Manipulative and Physiological Therapies*, v. 29, n. 1, 2006, p. 32-39.

PACEY, V. *et al.* "Exercise in children with joint hypermobility syndrome and knee pain: a randomised controlled trial comparing exercise into hypermobile *versus* neutral knee extension". *Pediatric Rheumatology*, v. 11, n. 1, 2013, p. 11-30.

PALMER, S. *et al.* "The effectiveness of therapeutic exercise for joint hypermobility syndrome: a systematic review". *Physiotherapy*, v. 100, n. 3, 2014, p. 220-27.

REMVIG, L.; JENSEN, D. V.; WARD, R. C. "Epidemiology of general joint hypermobility and basis for the proposed criteria for benign joint hypermobility syndrome: review of the literature". *The Journal of Rheumatology*, v. 34, n. 4, 2007, p. 804-9.

RUSSEK, L. "Case report examination and treatment of a patient with hypermobility syndrome". *Physical Therapy*, v. 80, n. 4, 2000, p. 386-98.

SAHIN, N. *et al.* "Isokinetic evaluation of knee extensor/flexor muscle strength in patients with hypermobility syndrome". *Rheumatology International*, v. 28, n. 7, 2008, p. 643-48.

SAHIN, N. *et al.* "Evaluation of knee proprioception and effects of proprioception exercise in patients with benign joint hypermobility syndrome". *Rheumatology International*, v. 28, n. 10, 2008, p. 995-1000.

SCHUBERT-HJALMARSSON, E. *et al.* "Pain, balance, activity, and participation in children with hypermobility syndrome". *Pediatrics Physical Therapy*, v. 24, n. 4, 2012, p. 339-44.

SIMMONDS, J. V.; KEER, R. J. "Hypermobility and the hypermobility syndrome". *Manual Therapy*, v. 12, n. 4, 2007, p. 298-309.

SIMPSON, M. R. "Benign joint hypermobility syndrome: evaluation, diagnosis, and management". *The Journal of the American Ostheopatic Association*, v. 106, n. 9, 2006, p. 531-36.

▶ Agradecimentos

Ao professor doutor Manoel Jacobsen, por emprestar a sua genialidade de forma tão precisa nesta obra.

Aos profissionais que, com textos esclarecedores e contribuições incomensuráveis, colaboraram para transformar nosso livro numa obra melhor: André Trindade, Lin Tchia Yeng, Malcon Botteon, Maria Emília Mendonça, Marcos Paulo Reis, Marcos Rojo, Mônica Monteiro e Raïssa Lumack.

Ao educador físico Luis Fernando Alves, pelas orientações no capítulo sobre corrida.

À fisioterapeuta Mariana Rhein Felippe, pela revisão das pesquisas científicas.

Aos modelos infantis e juvenis, pela disponibilidade e pelos sorrisos contagiantes: André Nave, Flora Loeb Hamburger, Gabriel Longanezi, Guilhermina Sampaio e Lavínia Mendes Rosa.

Aos profissionais extremamente talentosos que se dispuseram a virar modelos: Ana Paço, Fernando Pacheco, Mônica Monteiro, Vinicius Sanchez, Rubens de Oliveira e Suzana Ruiz, em especial a Natália Scherer Eidt e Mauricio Agrela, por tantas horas dedicadas a esta obra.

A Bianca Chemin Sturilini e Rosália da Luz, que colaboraram e posaram com dedicação e alegria para enriquecer nosso livro.

Às instituições que nos acolheram e abriram espaço para que pudéssemos realizar este trabalho – Ecofit Club e Instituto de Formação, Pesquisa e Cuidados do Corpo Maria Emília Mendonça – e aos seus profissionais, entre eles Vall dos Santos, Amanda Monteiro e Maria do Carmo Arcieri.

À fotógrafa Lucia Loeb, por seu talento e amizade.

A Raul Wassermann e Soraia Bini Cury, da Summus Editorial, por terem acreditado no nosso projeto.

E, claro, à Nanci, pelos melhores bolos de chocolate que já provamos!

Christina Ribeiro e Victor Liggieri

A Caco Alzugaray, das editoras Três e Rocky Mountain, pela revisão competente no capítulo sobre corrida e pelas importantes sugestões na escolha da capa. Foi uma honra contar com sua participação.

Ao professor Nuno Cobra, pela genialidade contida em seu trabalho; fonte inesgotável de conhecimento e inspiração.

A Maciel Murari, pela excelência na transmissão de conhecimentos sobre biomecânica e cinesiologia funcional. Trata-se de verdadeiro mestre.

Ao multiatleta Antonio Bonfá, pelo talento e pela prontidão em colaborar conosco.

Às amigas Paula Trabulsi (cineasta) e Silian Fritschy Louro (educadora física), por me orientarem, cada qual na sua área, sempre que necessário.

Às colegas de trabalho Analina Martins, Daniela Montans, Inês Mendonça, Márcia Ricciardi de Paula, Maria José Olmos, Silvia Junqueira Bei e Verena Wolffenbutel, pelo incentivo e apoio.

Christina Ribeiro

A toda a equipe de fisioterapeutas do Ambulatório de Dor Crônica do Hospital das Clínicas da Faculdade de Medicina da Universidade de São Paulo (HC-FMUSP).

Aos fisioterapeutas Gilson Teixeira e Caroline Bárbara.

A Mariângela Pereira Vieira, pelo apoio no capítulo sobre musculação.

Ao Bruno Grinman Ruggi, pelo incentivo constante durante a feitura desta obra.

Às eutonistas Patrícia Pernambuco, Luciana Gandolfo e Luciana Gomes, pelo carinho.

Ao meu afilhado, Gabi, que tanta alegria traz à minha vida.

Ao meu irmão, André Liggieri, e à minha cunhada, Thatila Rodrigues, pela amizade incondicional em todos os momentos!

Victor Liggieri

www.gruposummus.com.br

IMPRESSO NA G R Á F I C A sumago
sumago gráfica editorial ltda
rua itauna, 789 vila maria
02111-031 são paulo sp
tel e fax 11 **2955 5636**
sumago@sumago.com.br